急増する「首下がり症」どう防ぐ、どう治す

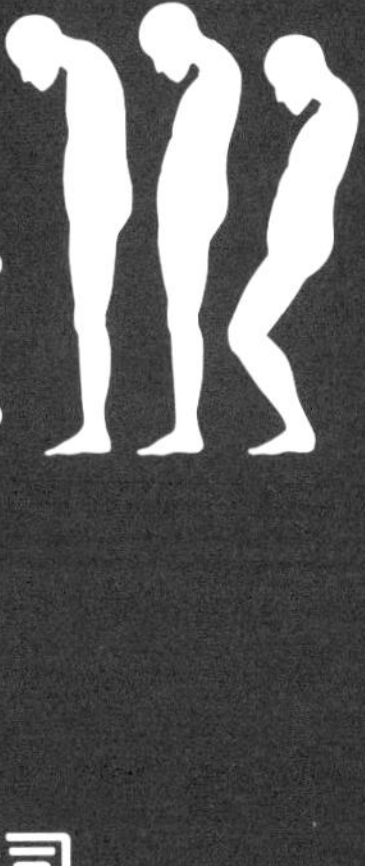

首が重く感じる、上を向きづらい、
歩くとふらつく人は要注意

遠藤健司
東京医科大学准教授

ワニ・プラス

はじめに

「首下がり症（首下がり症候群）」という名称を聞いたことがある人は、まだ少ないかもしれません。

これは、起き上がったときに前を見続けることができず、次第に頭が下がってあごに胸が当たってしまう状態（chin《あご》 on chest《胸》／チン・オン・チェスト）で、寝るとあごは胸から離れ、首はまっすぐになる状態と定義されています。

頸椎《けいつい》は元来、前方に反ったカーブをしていますが、起きているときや座っているときは首が下がってしまい、その結果、首を支えている筋肉が弱くなり、首の後ろの筋肉が緊張してしまいます［1］。前を向いて歩けない（水平視障害）、ふらつき、首の重い痛み、嚥下《えんげ》障害（飲み込みがしづらい、またはでき

頸椎《けいつい》

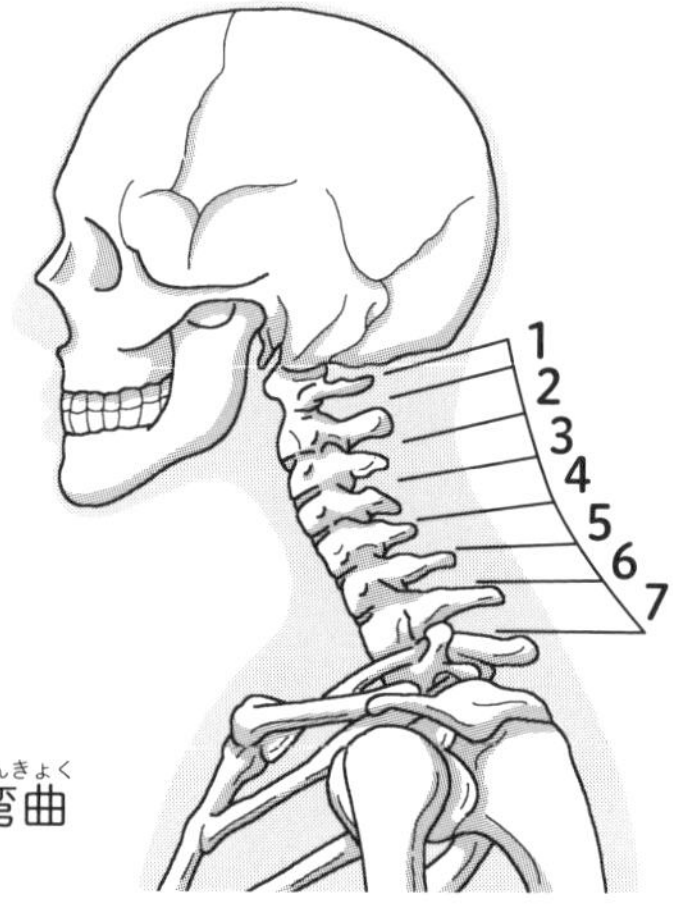

頸椎は通常、前に弯曲《わんきょく》している（前弯）

首の後ろの筋肉が緊張

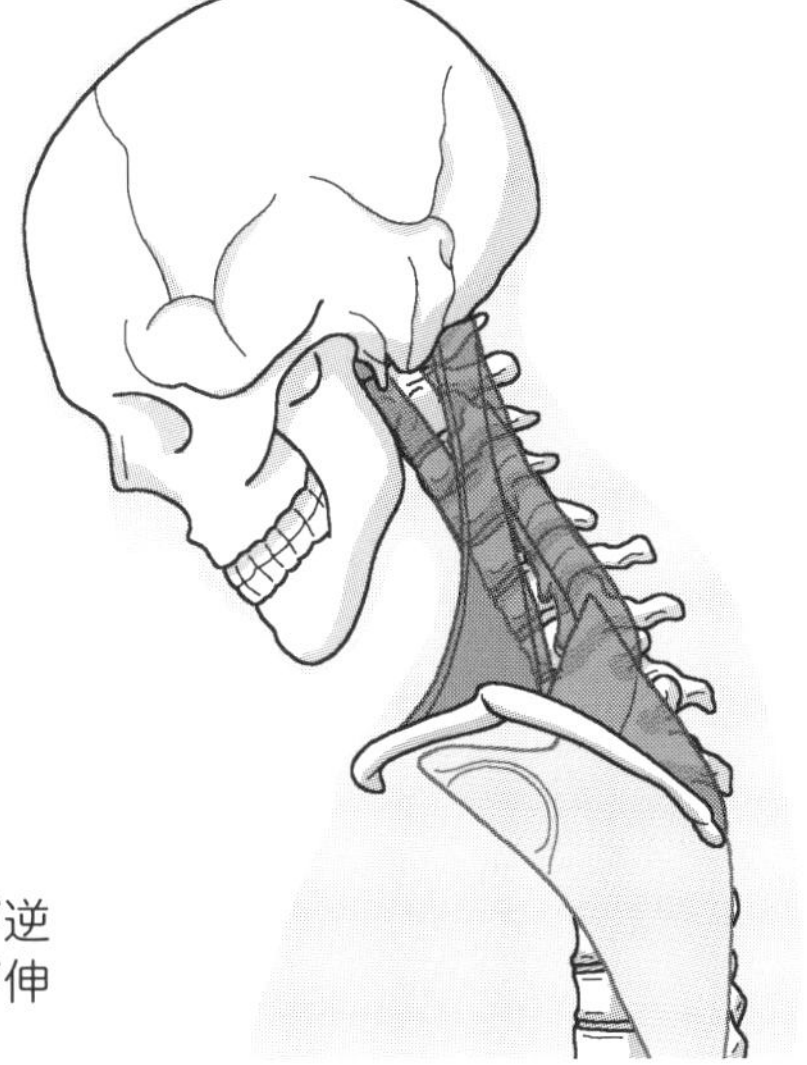

下を向くと弯曲が逆になり、後ろ側が伸ばされる

首下がり症候群

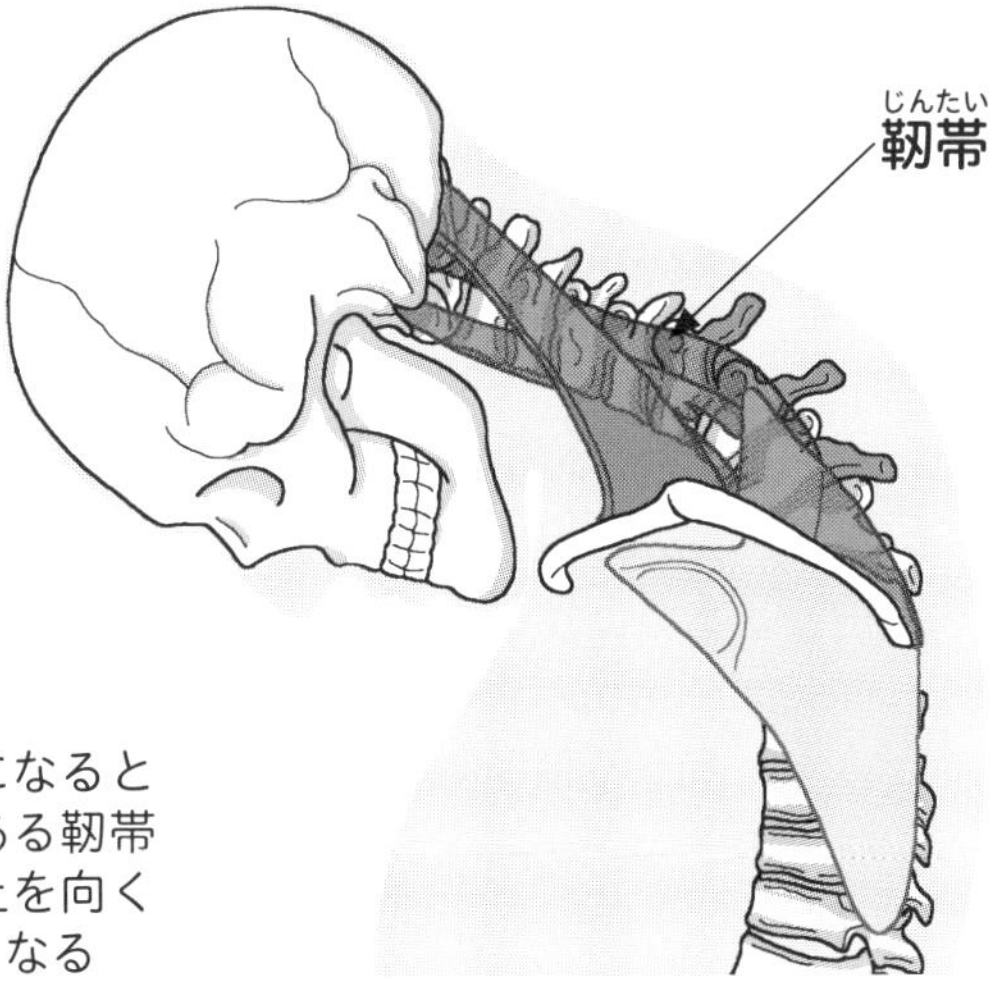

首下がり症になると首の後ろにある靭帯が伸びて、上を向くことが難しくなる

ない）などの症状が現れるのが特徴です［1―3］。

首下がり症候群は1897年に東京大学の医師、三浦謹之助先生が「クビサガリ」と命名して論文で報告されました［4］。しかし、当時は地方の風土病として扱われ、ほとんど注目されませんでした。90年代に入ると、海外でパーキンソン病などの神経疾患、筋疾患、悪性腫瘍、外傷または放射線治療などが原因で発症すると報告されるようになりました［5］。

不明な点も多く、医学書や一般書で扱われることも少なかったため、多くの医療機関でも「首下がり症候群」という病名自体が知られていないという状況が続いていましたが、近年、ようやく「首下がり症候群」に関する研究が増えてきました。

世界的に見て、日本には治療や研究に携わる医療

首下がり症候群

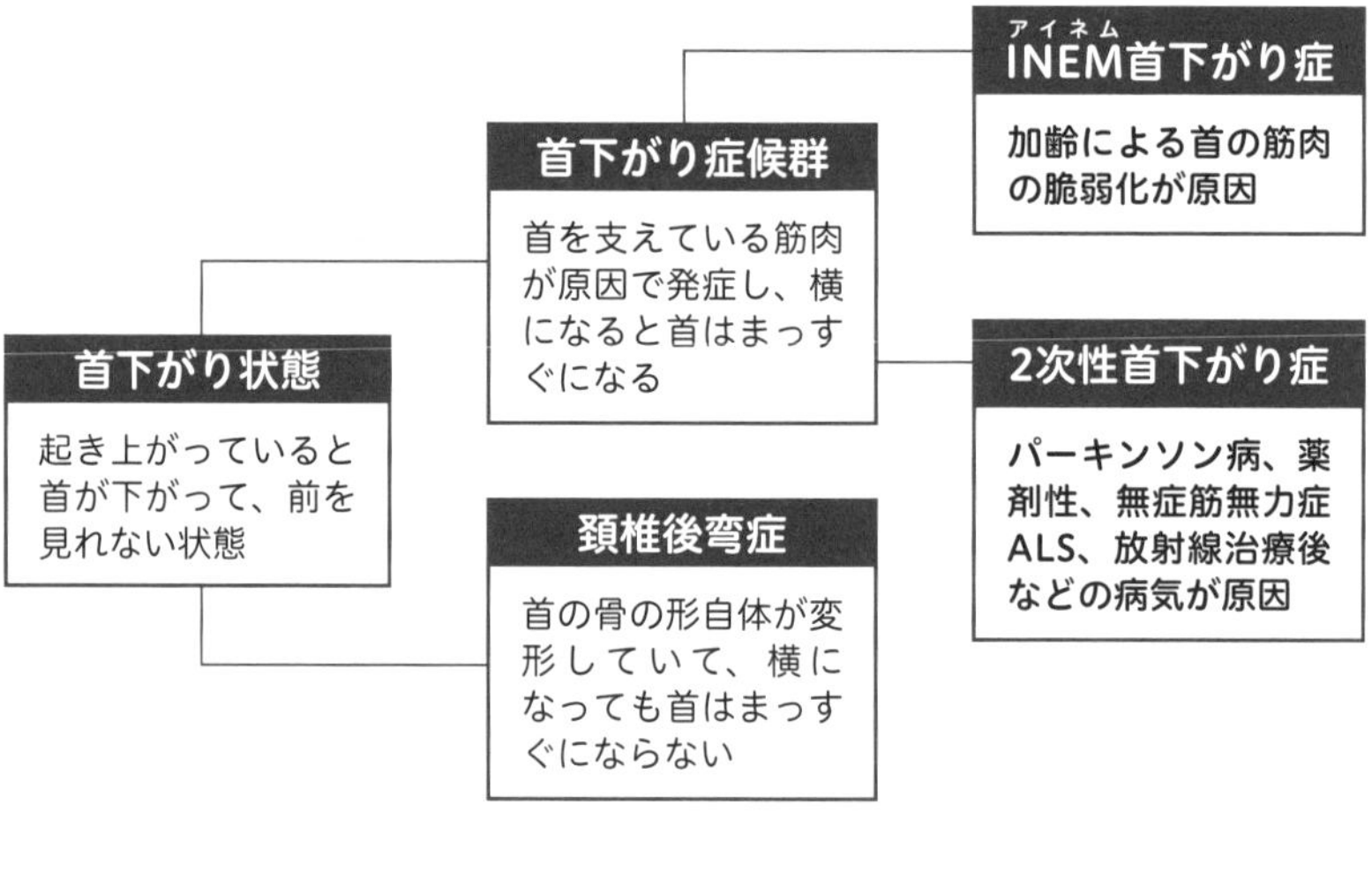
INEM《アイネム》首下がり症
加齢による首の筋肉の脆弱化が原因
首下がり症候群
首を支えている筋肉が原因で発症し、横になると首はまっすぐになる
首下がり状態
起き上がっていると首が下がって、前を見れない状態
2次性首下がり症
パーキンソン病、薬剤性、無症筋無力症ALS、放射線治療後などの病気が原因
頚椎後弯症
首の骨の形自体が変形していて、横になっても首はまっすぐにならない

機関が多いのが特徴です。これは日本人の畳《たたみ》（床）での生活様式や、前かがみ姿勢が中心の生活習慣によって「首下がり症候群」の発症が大きな影響を受けているのではないかと考えています。

首下がり症候群は、海外では“dropped head syndrome”つまり「頭が落ち込んでしまった疾患」として発表されています。確かに首下がりは、首のつけねの部分から曲がってしまって最後は頭が落ち込んでしまい、前を見ることができなくなる状態です。首下がりという名前ですが、首下がりは頭の位置を含めて考えることが大切です。

首下がり症候群の中でも多いのは基礎疾患がなく発症するケースです（これをINEM《アイネム》—isolated neck extensor myopathy と呼びます。前ページの図参照）［6］。

初期は首の痛みとともに下を向いた作業を長く続けたあとに「頭を持ち上げづらい」という感覚で発症します。人に言われてようやく異変に気づくか、病状が進行して日常生活に著しく影響が出てきてから（前を向き続けられないなど）、相談に来られる方も少なくありません。自然に治るだろうと放置した結果、首を支えていた筋肉が壊死してしまうという状態にまで進行すると、治療がしづらくなり回復が難しくなってしまいます。そのため、早期に発見、早期に診断し、早期に治療することがとても重要です。

首下がり症候群の主な症状

1	前を見続けるのが困難
2	首がだるい（痛い）
3	歩くと（立ち上がりが）ふらつく
4	上を向けない
5	うがいがしづらい（食事が不便）
6	後ろを向けない
7	顔が斜めに傾く
8	動作が不自由

頭が下がったまま上がらなくなり、前を見ることができなくなる……。このような状態になってしまったら、いままでの生活が困難になって気持ちまで沈んでしまいます。しかし、早期に対応することで「首下がり」を改善することができます。

首下がり症候群の治療は、筋力をつける薬はないので、リハビリや生活習慣の改善が中心となります。私の治療方針は次ページの通りですが、詳しくは第４章を読んでください。

この本は、「首下がり症候群」の原因と対策、治療、そして、「首下がり」になってしまったとき、どのようにすればよいかということをお伝えするのを目的として書きました。ぜひ、健康的な生活を送るために役立てていただければと思います。

首下がり症候群の治療の流れ

首が下がってしまう（発症）

↓

急性期

装具などで首が下がらないように
安静にする。痛みの治療
（２～４週）

↓

亜急性期

肩甲骨周囲のリハビリ。
首に負担がかからない生活
（１～６カ月）

↓

慢性期

首の装具に頼らないようリハビリをする。
前を向いたまま歩けるようにする
（６カ月以降）

↓

陳旧期

全身の筋力をつけて再発に注意する
（１年以降）

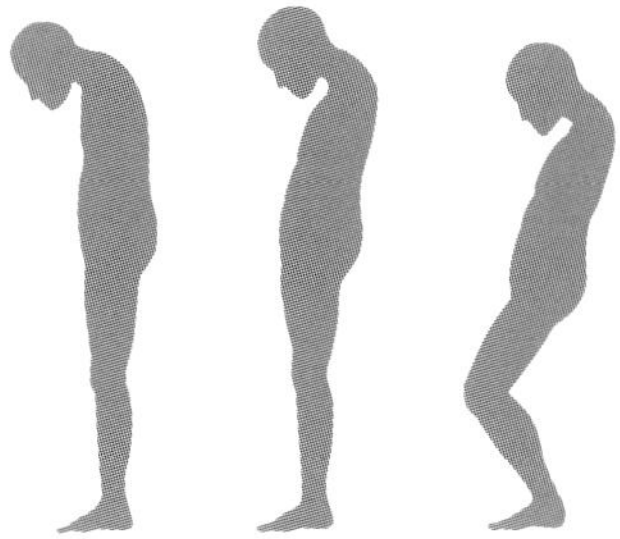

《参考文献》
1. Suarez GA, Kelly JJ Jr. (1992) The dropped head syndrome. Neurology 42:1625–1627
2. Hoffman D, Gutmann L (1994) The dropped head syndrome with chronic inflammatory demyelinating polyneuropathy. Muscle Nerve 17:808–810
3. Katz JS, Wolfe GI, Burns DK, Bryan WW, Fleckenstein JL, Barohn RJ (1996) Isolated neck extensor myopathy: a common cause of dropped head syndrome. Neurology 46:917–921
4. Miura K. (1897) Ueber Kubisagari, eine in den nordlichen Provinzen Japans endemische Krankheit. Mittheil Med Fac Kaiserl Japan Univ Tokio 3:259–319
5. Sharan AD, Kaye D, Charles Malveaux WM, Riew KD et al (2012) Dropped head syndrome: etiology and management. J Am Acad Orthop Surg 20:766–774
6. Katz AL, Pate D (1980) Floppy head syndrome. Arthritis Rheum 23:131–132

目次

第2章　「首下がりリスク」をセルフチェック

第3章　「首下がり症候群」の予防と対策

第4章 「首下がり症候群」の治療 ……95

第1章

「首下がり症候群」の原因

首下がり症候群とは？

首の後ろに違和感がある、あるいは普通に立っているだけなのにやけに頭が重く感じられる。「頭が重い」といっても、頭痛などの症状ではなく、物理的に頭の重量が感じられ、それが「重い」と思えてしまう、まっすぐ前を向いているのが疲れる、下を向くと楽になる違和感……。

その感覚は、**「首下がり症候群」**の始まりなのかもしれません。

「首下がり症候群」とは、**頭が下がってしまい、前を向いていられなくなる症状**を指します。症状が進むと、あごがのどにつくようになり、**歩くときにふらついたり、口に入れた飲み物や食べ物を飲み込むことが難しくなり、いままでの日常生活に支障をきたしてしまいます。**

原因は主に2つ考えられます。ひとつは加齢からくる筋力の低下、もうひとつは内科的原因による2次性の首下がり症です。そのため、2次的なものであるかどうかの診断はとても大切です（65ページ参照）。

症状が進行した人の立ち姿を横から見ると、数字の**「7」**のように頭が真下を向いてしまい、そのままだとバランスが悪いのでお腹を突き出す姿勢にならざるを得なくなっています。前方を確認したいときは、指であご先を持ち上げるようにして頭を起こすしかありません。ぽっこりお腹は、「首下がり症候群」でよく見られる症状です。

人の姿勢を観察すると、**頭が下を向いてしまっている人、前を向いていられない人、首が前に傾いていて、お腹を突き出して歩いている人が意外と多い**ことに気づきます。そうした人たちは、歩くのも不自由で、小さい歩幅で少しずつゆっくりとしか歩けません。前が見えないのと、体のバランスが崩れているので普通に歩くことができなくなり、ふらついています。

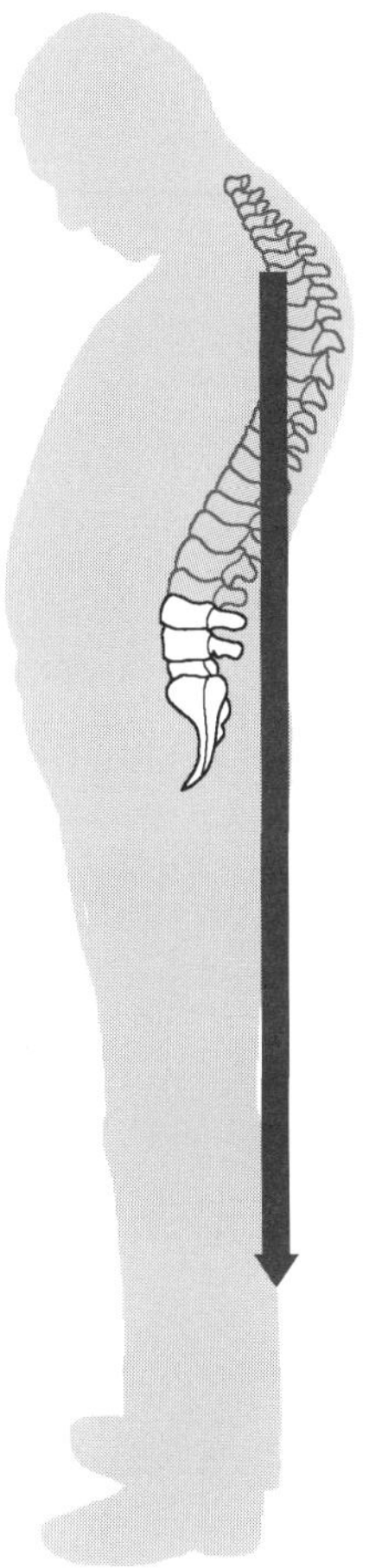

腰曲がりと首下がり

太古の昔、エジプトの神獣スフィンクスは「朝は四本足、昼は二本足、夜は三本足の生き物は？」というクイズを出し、答えられなかった者を食い殺したそうです。その答えは「人間」。赤ちゃん時代はハイハイをするから四本足、それから二本足で歩くようになるけれども、老人になると杖をつくから三本足、というわけです。

この話からも、紀元前から**人間は老いると腰が曲がり、杖をついていた**ことが想像できるのではないでしょうか。

いまから20～30年前までは「高齢者」といえば腰が曲がった姿が一般的でした。50代の半ばあたりから少しずつ猫背になり、60代も後半になると背中が丸くなっていき、バランスをとるために両手を腰の後ろで組むようになります。そして年齢が進むにつれ、腹部のあたりで体が直角に曲がったかと思うほど腰が曲がり、杖なしでは歩けなくなる人が多くいたのです。

ところが、最近はこうした腰の曲がった高齢者はあまり見かけなくなったように思います。

杖を使う人は多いものの、それは曲がってしまった腰を支えるためではなく、足の動きをサポートするために杖をついているケースが多いように見えるのです。

昔ほど腰が曲がった高齢者を見かけなくなった理由は、農作業と関係があるのではないかと私は考えています。

最近は農業の機械化が進み、腰への負担がぐっと減りました。

さらに、床に正座やあぐらで座り、低い机や膳に向かっていた時代から、椅子やテーブルを使い、立ち姿勢で活動するなど、生活様式が欧米化したことも影響が大きいはずです。

生活様式の変化により、腰への負担が軽減し、首や背中への負担が増えたのです。

とくに**「長時間うつむいて手作業を続けること」**に危険があります。

たとえば、**読書、書き物、手芸などの手仕事、スマホやパソコン、椅子に座ったままの居眠り**も、首がうつむきかげんになり、首の骨に負担がかかります。

人間の祖先ははるか昔、四つ足歩行をしていたと言われます。それが二足歩行になったことで、頭蓋骨が背骨の上に乗るような形になりました。人間の背骨はゆるいS字を描くようにカーブしていますが、これは頭の重さをカーブのクッションで受け止め、背骨や腰にかかる衝撃を軽くさせているのです。

このゆるいカーブは背骨だけではありません。首の骨も頭蓋骨の重さを柔らかく受け止めるため、わずかに反っています（これを生理的彎曲と言います）。

全身のカーブ

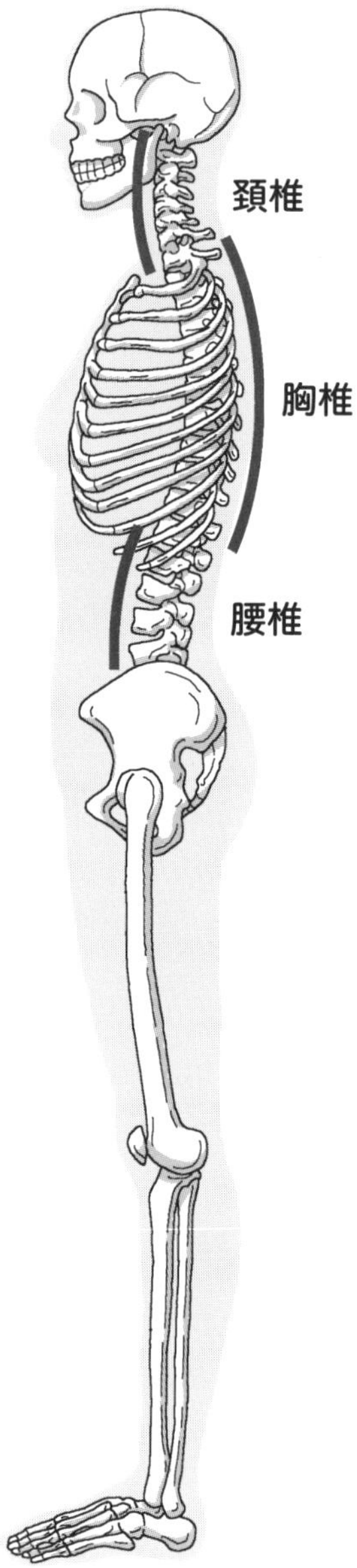

頭の重さは成人でだいたい体重の10パーセントくらいと言われています。つまり、体重60キロの人だったら6キロもあります。ところが先に挙げたように、長時間うつむき姿勢でいることで、首だけが頭の重さを支えることになってしまい、**首の骨は本来のゆるいカーブ状態ではなく、ピンと張ったようにまっすぐ**になり（ストレートネック）、ますます首に過度の負担がかかってしまうのです。

そして、この体勢のまま頭が上がらなくなるのが、「首下がり症候群」というわけです。

頚椎のカーブ

正常な頚椎

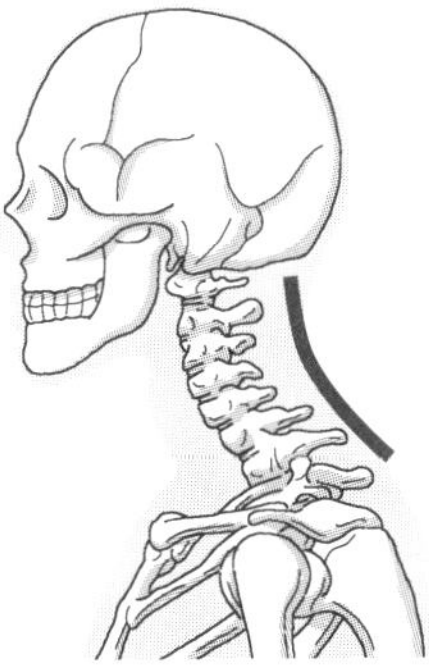

ストレートネック

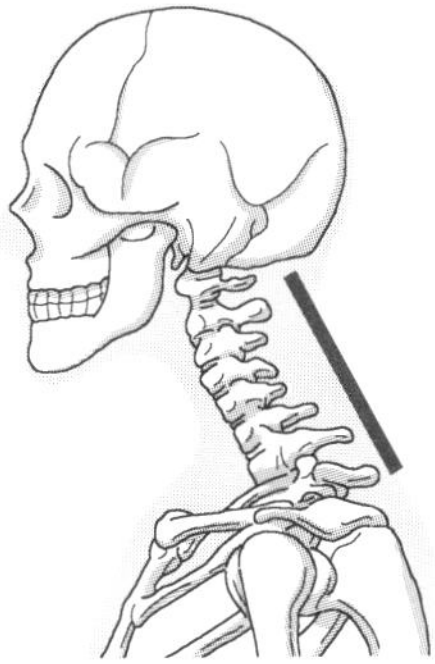

後弯

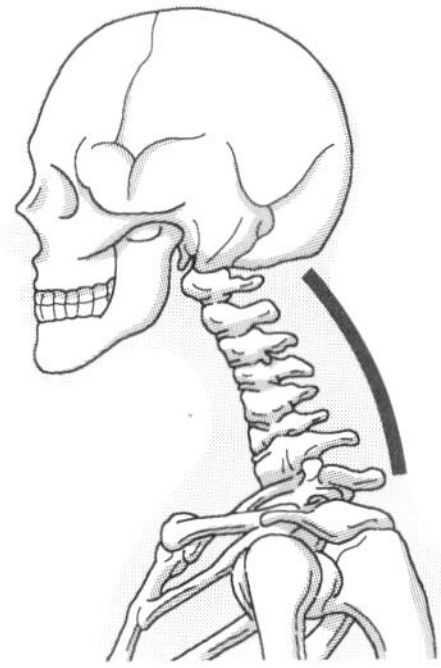

首下がり症候群の経過

首下がり症候群とは、頭が上がらず前を向けない状態になってしまうことを指します。最初のうちは頭が重い、上がりにくい、あるいは首のあたりがつっぱった感じになるといった症状ですが、次第に頭がどんどん上がらなくなり、ついには完全に下を向いた状態になり、自分の手であごを押し上げない限り、頭を上げることができなくなってしまいます。

これを、あごが胸にくっついた姿勢になってしまうため、**「chin《あご》 on chest《胸》（チン・オン・チェスト）変形」**と呼びます。また、少しの時間ならば首を持ち上げることは可能だが、前を見続けることが難しくなることから**「姿勢維持困難症」**と言うことができます。

高齢者に多く見られる症状なのですが、初期の段階だと本人も異変に気づいていないことがよくあります。「年だから」とか「疲れているから」などと考えてしまうせいかもしれませんが、「頭が重く感じる」「首につっぱり感がある」くらいの自覚症状で、まさか頭が上がらなくなってしまうとは想像できないからでしょう。

それに、日常生活の中で自分がどこを見て歩いているか、意識している人はほとんどいないと思います。無意識のうちに視線を定めていて、目の動きだけでも30度まで上を見ることができるので、**「以前より下を向いて歩くようになった」ことを、なかなか自覚しづらい**のです。

その結果、首が下がりきった状態になって初めて、家族や本人が首下がり症候群になっていることに気づく、というケースが多いのが現状です。

なかにはまだ初期の段階で「最近首が下がっていない？」と家族に指摘されたという患者さんもいらっしゃいます。ところが、そう指摘されてもあまり深刻に捉えず、受診の機会を逃してしまった、と言う患者さんもいるのです。

首下がり症候群は、本人や家族などまわりの人が気づかないうちに少しずつ進行し、そしてある日突然**「完全に頭が下がってしまい、上げることができなくなる」**という状態になってしまいます。

首が完全に下がってしまい、数字の「7」のような姿勢になってしまうと、日常生活を送るのは困難です。物を食べることも水を飲むことも、スムーズにできないし、ひとりで外出することも難しくなってしまいます。治療をせず放置を続けていると、**首の後ろの筋組織が壊死して線維組織（膠原《こうげん》組織）に置き換わってしまい、回復できなくなってしまいます。**この段階に至ると、もうリハビリなどの保存的治療は困難になってしまいます。

だからこそ、**首下がり症候群は早期治療が重要**なのです。

そのためにはまず「首下がり症候群」のことを知っていただく必要があります。頭が上がりにくい、うつむき姿勢が多くなったという自覚症状があっても、それが「首下がり症候群」とつながらなければ、早期治療のチャンスを逃しかねません。

「首下がり症候群」の原因と対策を知ることで、首下がり症状をよくしていくことができます。

「首下がり」になるメカニズム

首下がり症候群になってしまう原因は広範囲にわたります。食欲不振から低栄養の状態になったことが引き金になるケースもあるし、小さな外傷を繰り返して筋肉が変性してしまうことが原因になることもあります。また、パーキンソン病やジストニア、筋萎縮性側索硬化症などの神経疾患や甲状腺機能低下症などの内分泌疾患が原因となることもあれば、薬の副作用により筋肉に影響が出てしまうケースもあります。

このように原因がはっきりしている場合はまずその疾患を治療する必要がありますが、そうした疾患がない場合は、**首の後ろにある首から背中をつなぐ筋肉（頚部後方伸筋群）の筋力の低下**が、その原因になっていることがほとんどです。

首下がり症候群

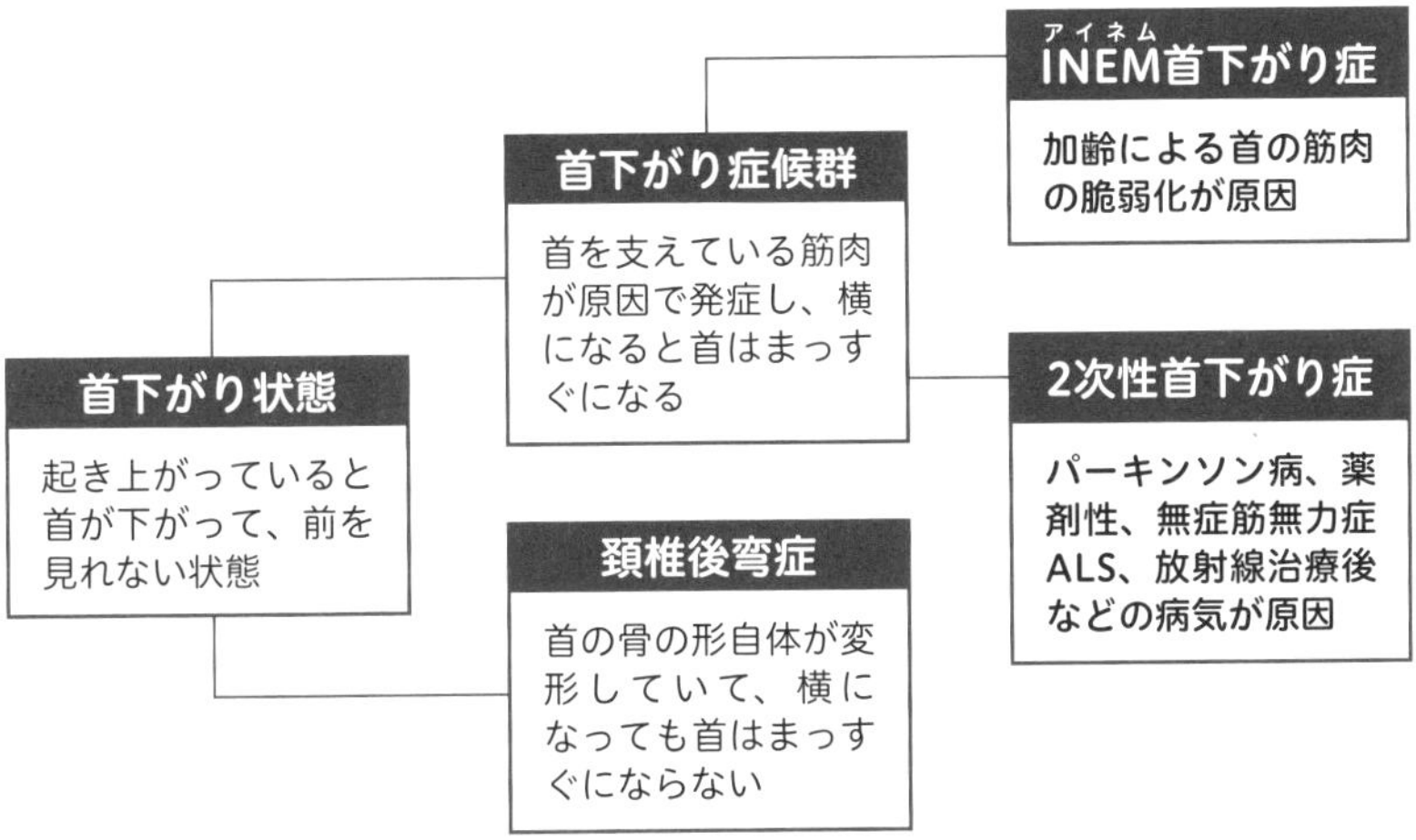
INEM《アイネム》首下がり症
加齢による首の筋肉の脆弱化が原因
首下がり症候群
首を支えている筋肉が原因で発症し、横になると首はまっすぐになる
首下がり状態
起き上がっていると首が下がって、前を見れない状態
2次性首下がり症
パーキンソン病、薬剤性、無症筋無力症ALS、放射線治療後などの病気が原因
頚椎後弯症
首の骨の形自体が変形していて、横になっても首はまっすぐにならない

首下がり症の中でも、加齢が原因で発症したINEM《アイネム》型の首下がり症について説明します。いろいろな筋肉の名前が出てきますが、おおよその構造をつかんでもらえれば結構です。

首の骨は、7つの頸椎より構成されていて、首を支える筋肉が多く付く棘突起《きょくとっき》が後ろにあります。棘突起と棘突起の間は靱帯《じんたい》（棘間靱帯《きょくかんじんたい》と項靱帯《うなじじんたい》）で結ばれていて動きが制動されています。

首の骨を構成する7つの頸椎

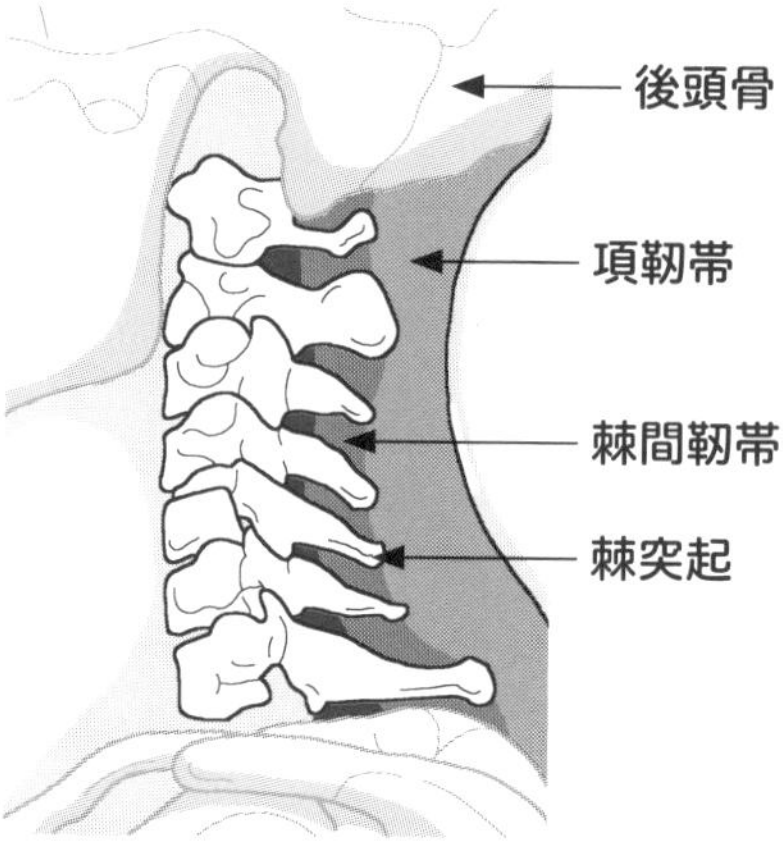
後頭骨
項靭帯
棘間靭帯
棘突起

首を支える筋肉

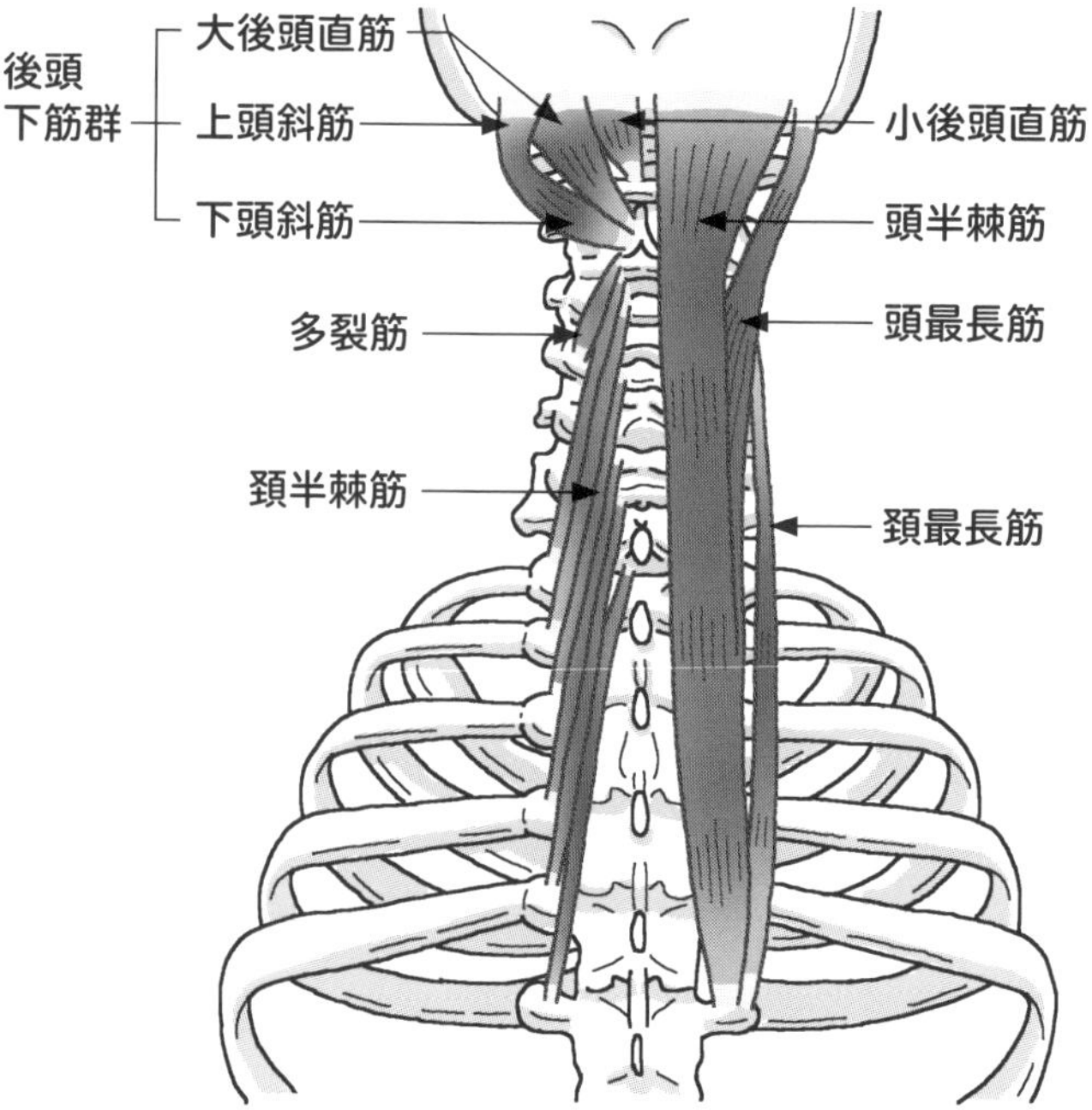
後頭下筋群
大後頭直筋
上頭斜筋
下頭斜筋
多裂筋
頚半棘筋
小後頭直筋
頭半棘筋
頭最長筋
頚最長筋

後ろから見ると、後頭骨から頸椎にかけて首を支えている筋肉（後頭下筋群）と、首を背中から支える筋肉（多裂筋《たれつきん》、頸半棘筋《けいはんきょくきん》、頭板状筋《とうばんじょうきん》など）が存在します。さらにその上層に肩甲骨と連動した僧帽筋《そうぼうきん》、大・小の菱形筋《りょうけいきん》、肩甲挙筋《けんこうきょきん》などの表層筋があり、頭を支えるとともに背中とつないで姿勢を維持し、さまざまな頭の動きを可能にしています。

重要な役割を果たす項靭帯

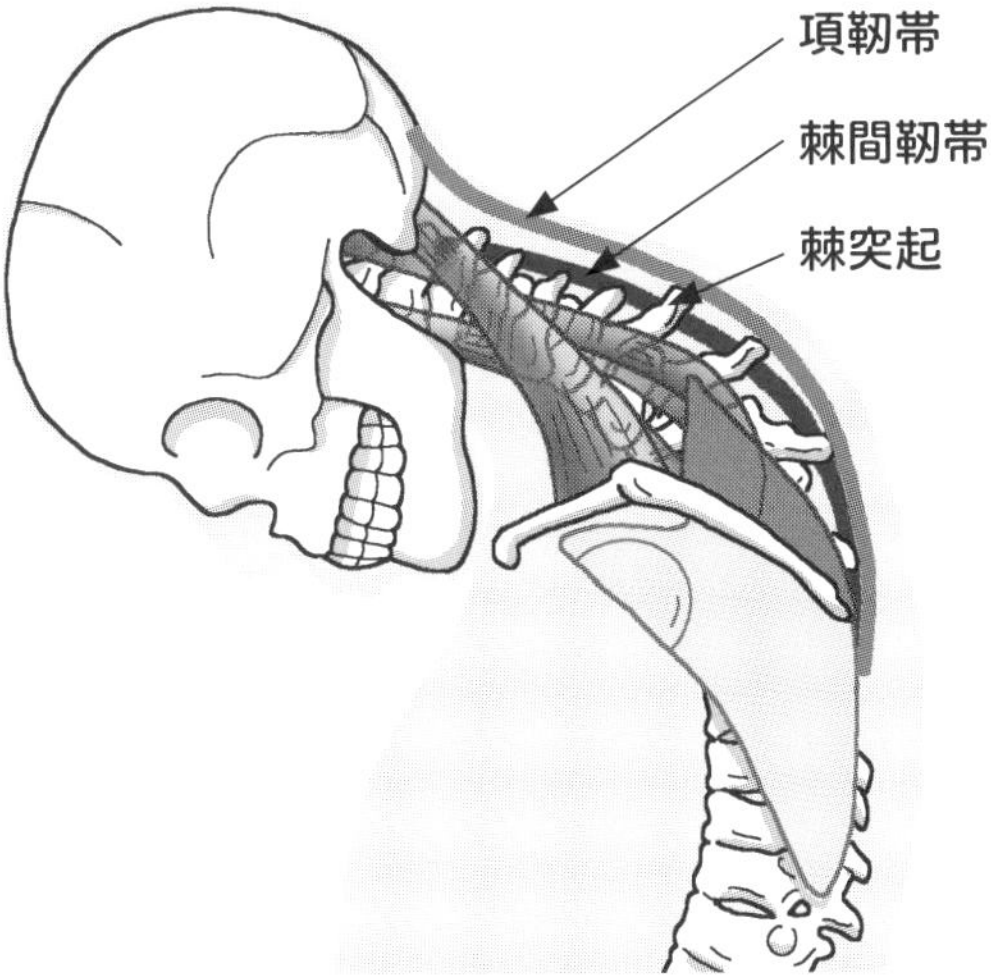
項靭帯
棘間靭帯
棘突起

後頭骨から頸椎の棘突起をつなぐ項靭帯は、馬のたてがみのような靭帯で頭を持ち上げるのに重要な役割を担っています。棘突起の間をつなぐ項靭帯がだんだんとゆるんでしまうと、頭が持ち上がらなくなります。

項靭帯の断面図

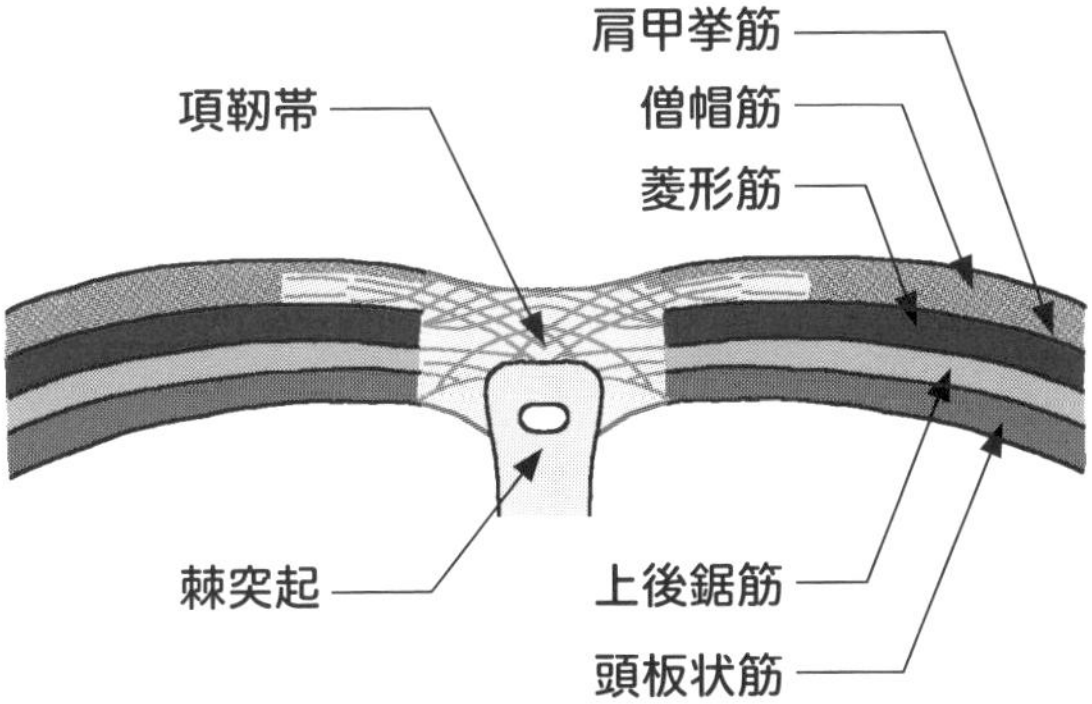
肩甲挙筋
項靭帯
僧帽筋
菱形筋
棘突起
上後鋸筋
頭板状筋

首から腰までつながる深部筋の多裂筋《たれつきん》は、加齢によって筋肉が少しずつ脂肪に置き換わるため筋力が低下し、さらに、前かがみ作業を続けることで、頭板状筋《とうばんじょうきん》や頸板状筋《けいばんじょうきん》、項靭帯《うなじじんたい》にかかる負担が増加するようになって、棘突起《きょくとっき》同士の間にある靭帯《じんたい》や後頭骨から頸椎と胸椎の境目の部分に付着する左右の頭板状筋を束ねる項靭帯が弛緩して、その結果首下がりが発生します。

肩甲骨連結筋

表層筋

表面にある筋肉で、広く肩、
首、肩甲骨を覆っている

肩甲骨との連結

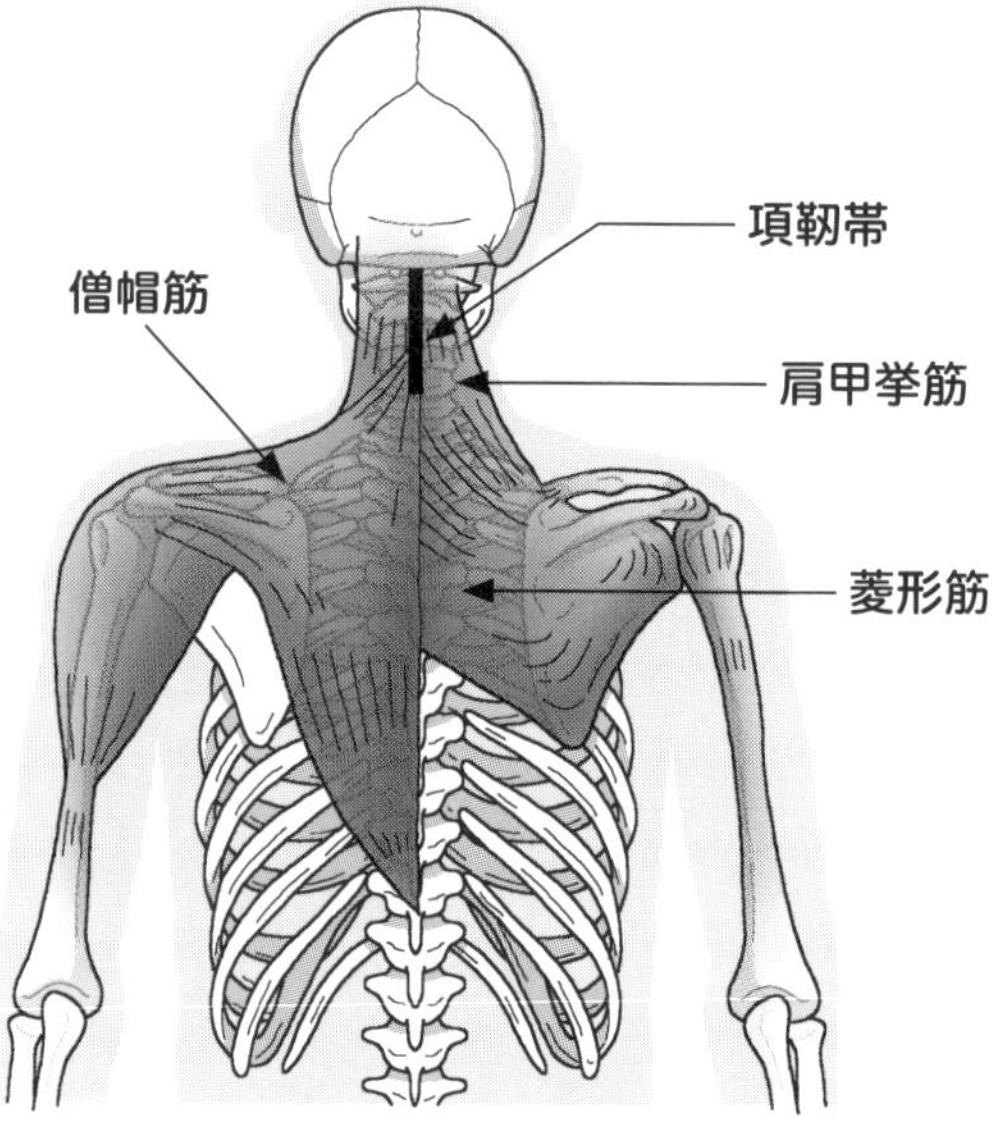

僧帽筋、菱形筋、肩甲挙筋など

ローカル筋

深部筋

首同士の骨をつなげ、首の姿勢を維持する筋肉が多く含まれる

姿勢維持

グローバル筋

中間筋

肩甲骨と首、首と頭につながっていて、首を動かす動作筋が多く含まれる

頭を起こす動作

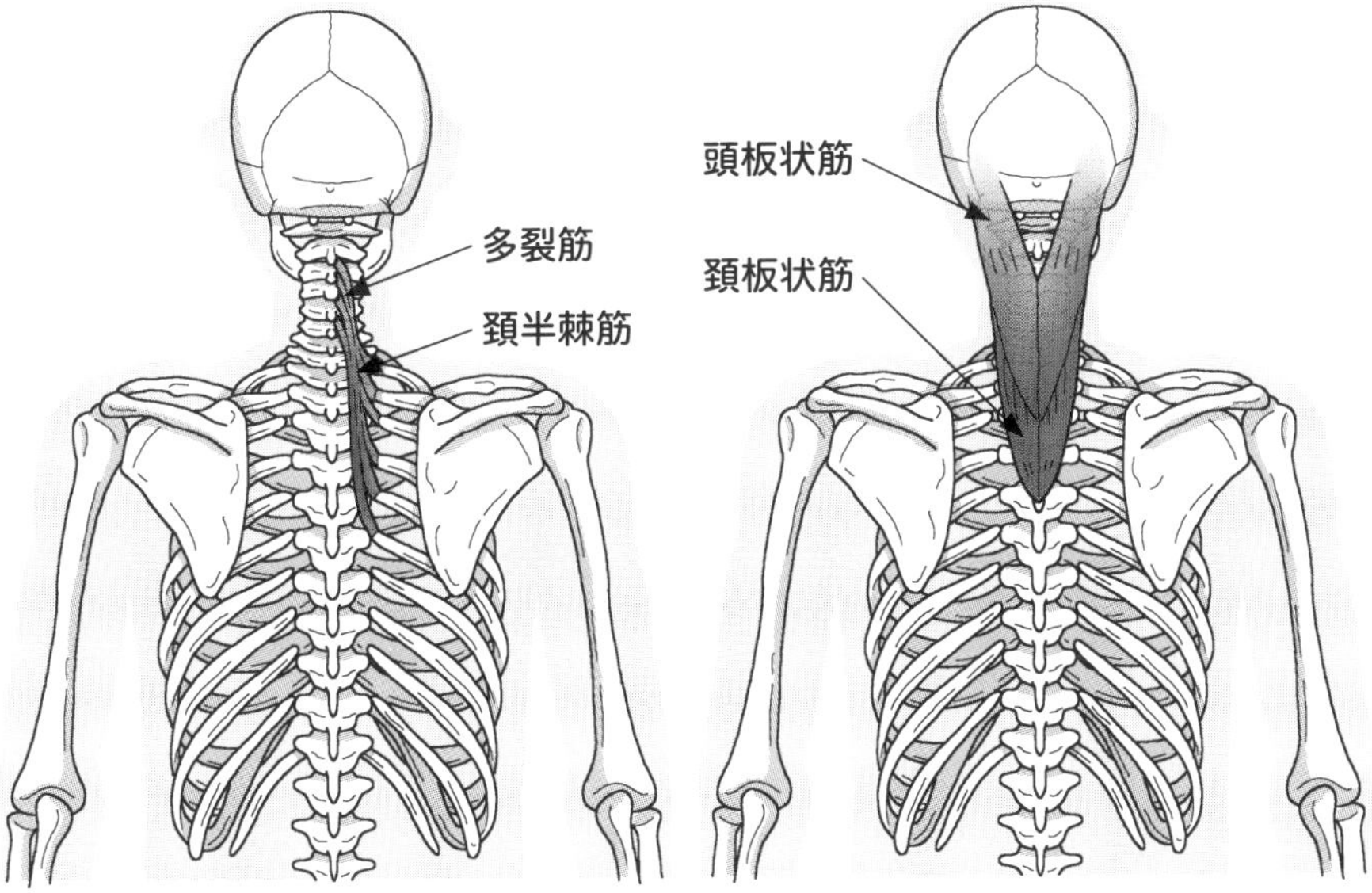

頚半棘筋、多裂筋など

頭板状筋、頚板状筋など

2つの筋肉の交差部分で炎症が発生（仮説）

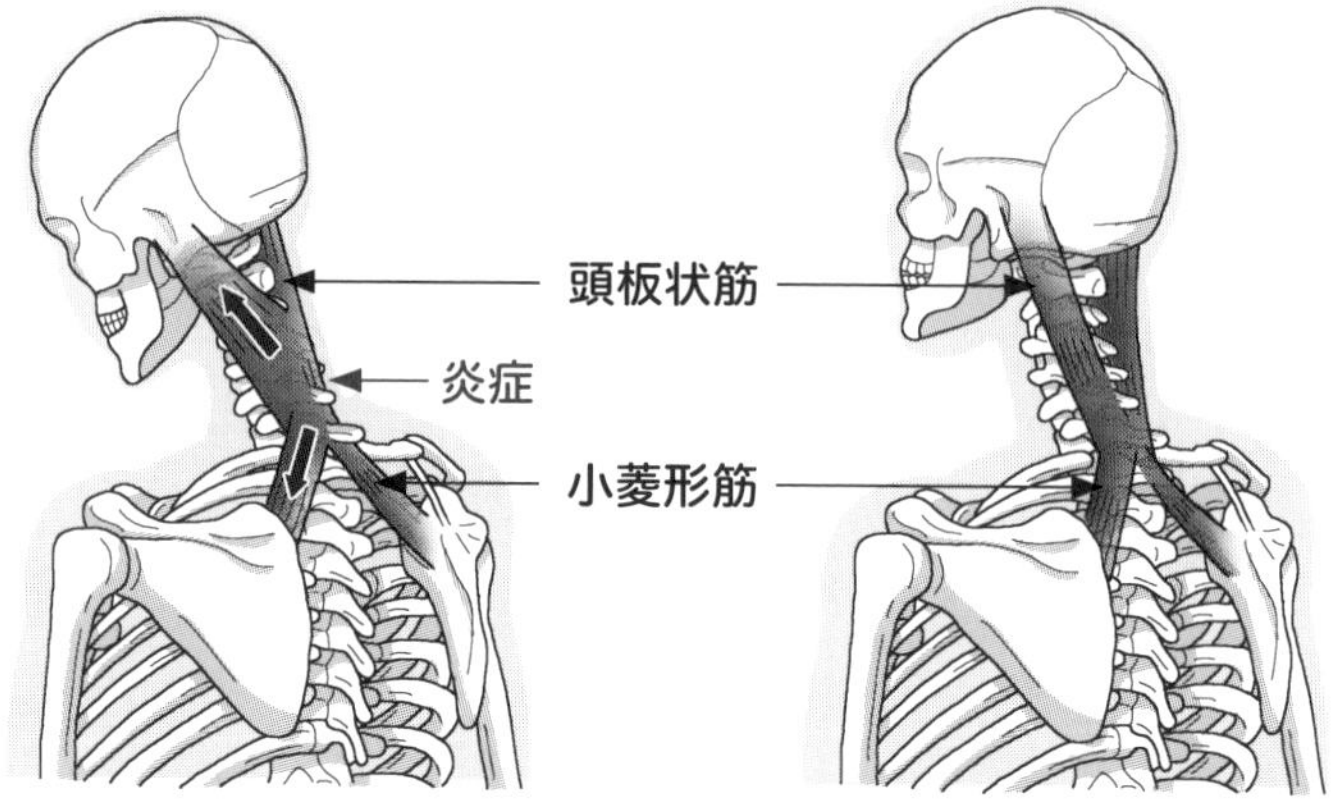

前屈作業で筋肉の緊張が強くなり、
付着部を中心とした炎症が発生する

正常な状態

もうひとつ考えられるのは、下向き姿勢が続くことによる**筋肉の過緊張**です。

首と肩甲骨をつなぐ頭板状筋《とうばんじょうきん》と、伸び縮みすることによって肩甲骨を引き寄せる、離す、上内方に引くという動きをする小菱形筋《しょうりょうけいきん》は首の付け根よりやや下で交差しているのですが、ずっと下を向く姿勢が長く続くと、2つの筋肉が緊張状態になって、この交差している場所で炎症が起こり、むくんだような状態になってしまいます。その結果、この2つの筋肉に力が入りにくくなり、頭が下がったままになってしまうと考えています。

本来、頸椎は前方に向かって反るようにゆるいカーブを描き、そのクッション性で頭蓋骨を支え、重さを和らげていますが、首下がり症候群になると頚椎が前に向かって丸くなるように変形してしまい、頭を支えることができなくなります。

首下がり症候群は最初のうちは肩こりのような違和感から始まることが少なくありません。これは首まわりの筋肉が肩甲骨や背中の筋肉とつながっているため、首の筋力の衰えが背中や肩甲骨あたりの違和感となって現れます。

しかし、ただの肩こりだと思い込んでしまうと、疲れや気温の変化が原因だと軽く捉えてしまい、症状が進行しても気づかないという傾向があります。

また、**首下がり症候群は仰向けの体勢になると首が伸びるため、楽になります。**夜、布団に入り、眠っている間は苦しさから解放され、朝起きると前日の不快な症状は消えてしまっていることがあります。これが、「眠ったら治るのだから、心配することはない」と軽く考えてしまう一因になっています。

しかし、仰向けになって楽になるのは一時的なもの。起床して活動を始めると、やはり頭は上がりにくく、時間が経つにつれ、とくに夕方になると頭が下がってしまうということが起こります。

首下がり症候群の原因ははっきりした疾患がある場合を除いて、**首や背中、肩甲骨まわりの筋力低下**にあります。それなのに下向き作業を続けていたら、症状がどんどん進行してしまいます。

首下がり初期で治療を開始できないと、立ち上がったときにあごが胸についてしまうようになってしまいます。この状態がひどくなると筋組織が膠原組織に置き換わってしまい、治りづらくなってしまいます。

早期に発見して早期に治療するのが大切ですが、もし時間が経ってしまっていても、原因を正しく理解して、あきらめずに対策を講じていきましょう。

問題は首だけではない！ 足腰の筋力低下からも発症

これまで、足腰のトラブルといえばひざが痛い、腰が痛いなどの「痛み」でした。背中が痛むというトラブルもありますが、その多くが「関節」や「軟骨」「椎間板」などが原因とされていました。だから、頭が重くて上がらない、首に違和感があるという症状があったとき、同じように関節に問題があると思ってしまうかもしれません。

しかし、首下がり症候群になってしまう原因は、関節ではありません。そして、骨に異常が起きたから、ということでもありません。**首下がり症候群の原因は、首を支える筋肉にある**のです。さらに言えば、**筋肉の衰えやこわばりに原因がある**のです。

首下がり症候群初期の自覚症状に肩こりや肩の違和感があるのも、筋肉に異変が起きている証拠と言えます。ちなみに、肩こりの正体は肩甲骨を動かす僧帽筋《そうぼうきん》と首を支える肩甲挙筋《けんこうきょきん》、大小の菱形筋《りょうけいきん》の緊張や拘縮《こうしゅく》（硬くなって動かしにくい状態）による痛みやこわばりです。首下がり症候群を引き起こす原因となる筋肉と類似しています。

つまり、**肩こりと首下がり症候群の初期状態は極めて似ているため、混同されやすい**のです。

「最近、以前と違った感じで肩がこる」「頭が重い」という自覚症状がある場合、とくに注意が必要です。肩がこわばっていたり、肩の付け根をぐるぐると回したりすることができない、回せたとしてもスムーズではないという場合、肩こりだと決めつけず、首にも危険信号が灯っている可能性があります。

人間は二足歩行になったため、もっとも高くてもっとも不安定な場所におよそ6キロと言われる頭をのせてバランスをとって生きなければならなくなりました。そのため、首や肩の筋肉には、**「不動化」**という常に同じ姿勢をとる負荷がかけられ続けることになります。つまり、同じ姿勢をとり続けるため、常に筋肉に力が入った状態が続くということです。

また、背中や腰が曲がってきたり、ひざが悪くなって足腰の筋力が低下してきたなど、**下半身の弱体化**からも首下がり症は発生します。腰が最近曲がってきた、歩くときにふらつく、猫背で肩こりがひどくなってきた……。これらは、頭の重みが首の付け根にかける負担を大きくしているサインです。

下半身が不安定になると、その先にある頭は体の中心線から遠く離れるために首に負担がかかり、歩くときにふらつきます。猫背も頭の重みが前方にいくので背中の筋肉に負担をかけます。そして最終的には首を後ろから支える筋肉が弱り、首下がり症候群の原因となるのです。

肩甲骨と首下がりの関係

初期の段階では肩に違和感が現れるため、肩こりだと思って軽く捉えがちな首下がり症候群。実はもうひとつ違和感が現れる場所があります。それが、**肩甲骨**です。

首下がり症候群は首から背中にかけての筋肉が衰えていることに原因があるのです。

このあたりの筋肉は面積も大きく、姿勢を保つという重要な役割を担っています。首から背中の筋力が弱ってしまうと、肩こりや重だるさという自覚症状となって現れるのですが、肩や首と違って見落としがちなのが、肩甲骨です。

肩甲骨は腕の動きと首を連結する重要な役割を担っています。首を動かす、腕を上げる、下げる、回すといった動きは、すべて肩甲骨がスムーズに動いてくれることが前提となります。

ところが、運動不足などが原因で筋力が弱ってくると、体幹を動かさなくなってきます。意識をしなければ、ラジオ体操の深呼吸のような動作を、日常生活でする機会はほとんどありません。年齢を重ねるにつれて、このような腕を大きく上げたり下げたり回したり、といった動作をしなくなりがちなのです。その結果、肩甲骨まわりの筋肉が衰えていることに気づきにくくなってしまいます。

肩がこっているとき、首に重さを感じるとき、自然と手は肩や首の筋肉に触れるのではないでしょうか。まわりの人にマッサージを頼むときも「肩を揉んでくれない？」と首まわりばかりを揉んでもらおうとしていないでしょうか。

首を支える筋肉の8割以上は肩甲骨と肩からつながっています。つまり、**首下がりになる原因は肩甲骨まわりの筋肉にあることが多い**のです。もし肩や首に自覚症状があるときは、肩甲骨を意識して、周囲の筋肉を動かすことを勧めます（106ページの「背中体操」参照）。そうすることで、自分の体に起きている異変に気づいてほしいと思います。

首下がり症候群が引き起こす「のど」のトラブル

飲み込みには、首の動きが大きく関与し、首を動かしながら嚥下が行なわれます。首の内部にあるのどは、その下に位置する咽頭《いんとう》で、胃へ続く食道、肺に続く気管に枝分かれします（次ページの図参照）。**首が下がってしまうことにより咽頭が極端に狭くなり、呼吸や物を食べたり飲んだりすることがしづらくなってしまうのです。**

さらに、咽頭の下に位置する声帯も狭くなってしまうため、声を出しづらくなるなど、のどに深刻なトラブルが起きてしまいます。

ところが頭が下がると、水や食べ物がそのまま下に流れていかないだけでなく、飲水や食事の際の首の動きが悪くなり、あごがのどを圧迫するようになるため咽頭が狭窄《きょうさく》します。そのため、食べ物が誤って肺に入る**誤嚥**が発生したり、むせやすくなります。手をあごに当てて食事をしなければならなくなることもあり、そのような場合は水分にとろみをつけるなど食べ物の工夫や、のどのリハビリ（114ページ参照）が必要になってきます。

首が下がると咽頭が狭くなる

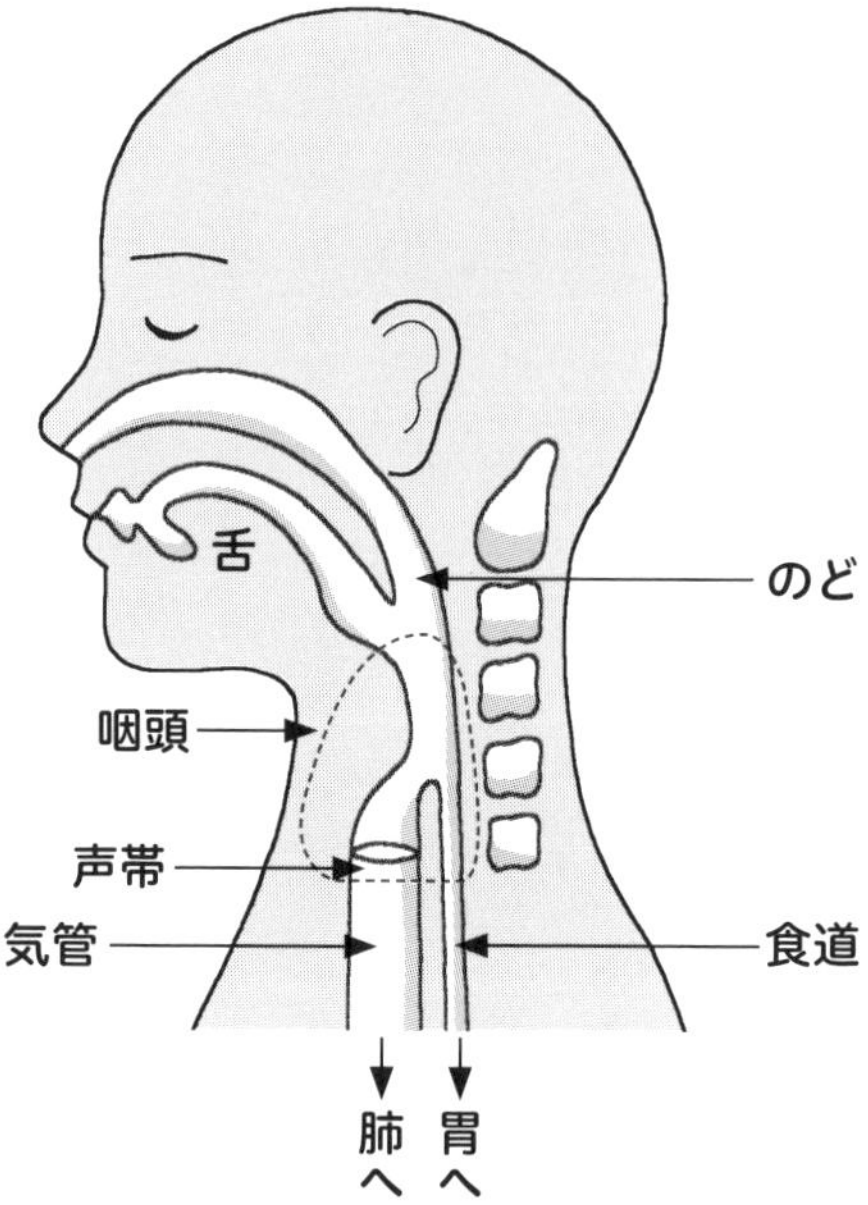

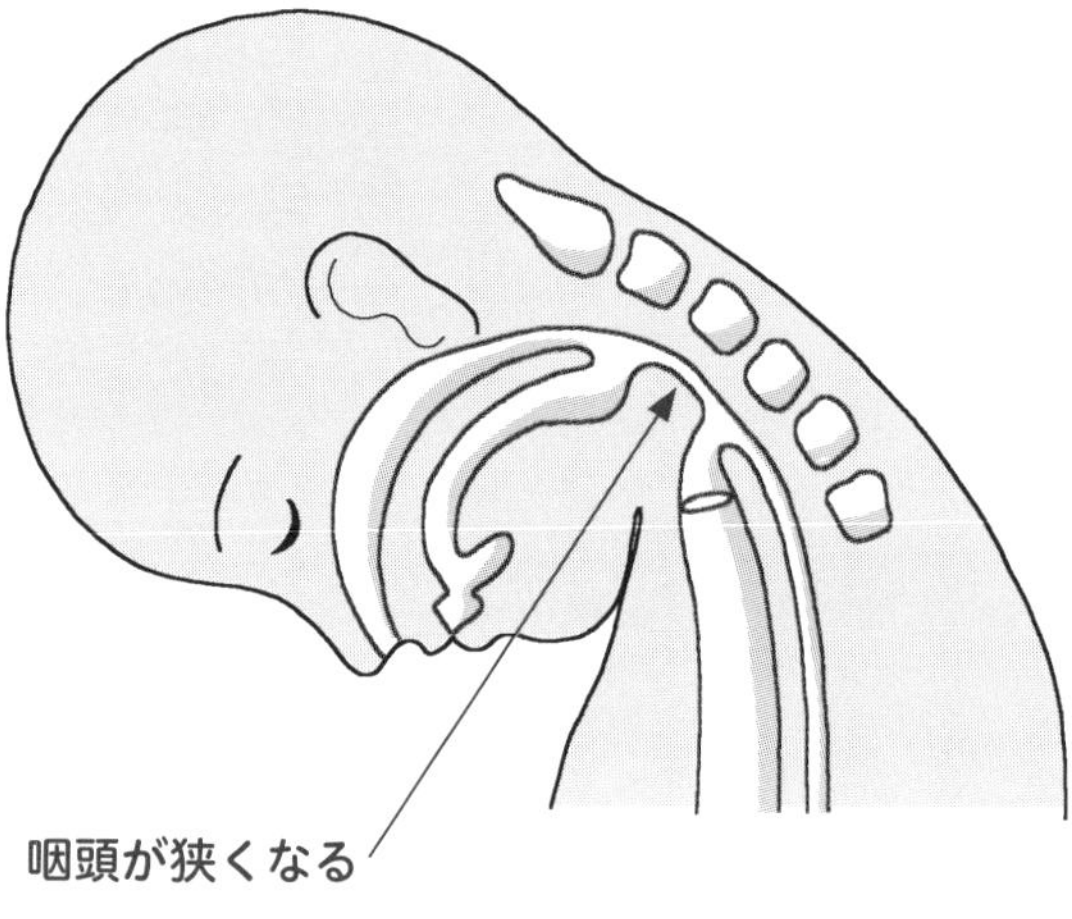

早期発見と早期リハビリ

首下がり症候群になった患者さんの話を伺っていると、**「首や肩に少しずつ違和感があったが、それほど深刻に捉えていなかった。ところが、ある日突然、首が上がらなくなった」**という方がとても多いことに気づかされます。

隠れていた症状が突然現れたというわけではなく、首下がり症候群は少しずつ進行しているものです。しかし、なかなかそれに気づくことができなかったため、「ある日突然、頭が下を向いたまま上がらなくなってしまった」ということになるのです。

ここに、首下がり症候群の診断の難しさがあります。

仮に「首がだるい、頭が重いような気がする」という理由で整形外科を受診したとしても、「首下がり症候群の初期」と診断するのは難しい状態です。

パーキンソン病などの可能性があるとみて血液検査をする医師はいるかもしれませんが、そこで異常が見つからなかったら「安静にして様子を見ましょう」で終わってしまう可能性もあります。それほどまでに、首下がり症候群の診断は難しいのです。

首がだるい、頭が重いという軽い症状の段階の人は、マッサージや整体の施術を受ければ症状が軽くなったような気がするものです。それは**一時的に血行がよくなったことが原因で、根本的に症状が改善することはありません。**再び首がだるくなり、頭が重くなり……といった症状に悩まされることになります。そうするとまた施術を受けに行き、一時的に軽くなり、そしてまた症状がぶり返す。

こうしたことを繰り返している間に首や背中の筋肉の異常が進行していき、そしてある日突然、頭が上がらなくなる。ここまで症状が進んでもまだ首の痛みがさほど強くないので、受診が遅れがちになってしまいます。そして、自宅で安静にしていれば治ると思っていたり、相変わらずマッサージ通いをしたりしていると、完全に頭が下向きになるchin《チン》 on《オン》 chest《チエスト》の状態になってしまい、元に戻らなくなってしまう……。これが首下がり症候群の怖さです。

そんな結果を招かないためにも、早期に発見し、早期にリハビリを始めることがとても重要です。次の第2章に首下がり症候群のリスクを自分で把握するためのセルフチェックリストを掲載しました。ぜひ読んで確認してください。

そのうえで重要なことは、**首や背中の筋力を維持すること**です。

首下がり症候群は、関節痛などとは違い、骨や軟骨、椎間板に原因はなく、首や背中の筋力が低下したことによって起こります。

また、とくに高齢者の場合、粗食のためにタンパク質が不足することで栄養が足りなくなり、筋肉が細くなってしまうことも首下がり症候群につながります。

日常生活の中でバランスよく体を動かすこと、栄養バランスのとれた食事、とくにタンパク質を意識的にとること、十分な睡眠を常に心がけてほしいと思います。

そして、違和感があったらマッサージや整体でとりあえず症状を軽くするのではなく、整形外科を受診してください。それは適切な治療を受けるためだけでなく、重大な病気が隠れていないかどうかを判断するためにもとても大切です。

「変だな」と思ったら、医療機関に行って相談しましょう。

体験談 1

孫の世話で発症した首下がり症候群

A子さん（72歳）の生活が一変したのは、71歳になった春のことでした。その頃、娘が初めて子供を産み、A子さんに孫ができたのです。ところがA子さんの娘は産後の体調がなかなか戻らず、実家で子育てをすることになりました。娘にとってもつらい日々でしたが、ほぼ半世紀ぶりに赤ちゃんの世話をすることになったA子さんにとっても負担の多い日々でした。

それまでは趣味のフラダンスに通ったり、お友達とお茶をしたりして悠々自適な生活を過ごしていたのが、一変してしまいます。もちろん母親である娘が主に赤ちゃんの世話をしていましたが、A子さんも赤ちゃんが泣けば抱っこし、オムツを替え、ミルクをあげ……と積極的に孫の世話をしていました。大変な日々でしたが、やはり孫はかわいくて、抱っこをした腕の中でにっこりと笑顔を見せてくれれば、昼夜を問わず続く育児の疲れも吹っ飛ぶ思いだったと言います。

ところが、孫の世話を続けて2カ月を過ぎたあたりから、家族に「お母さん、首が曲がってない？」と指摘されるようになったのです。そう言われて姿見で自分を見ると、確かに首が少し右に曲がっているように見えました。そのとき、A子さんはいつも孫を抱っこしているとき、無意識に首を右に傾げてしまっていることを思い出し、「首にクセがついたのかもしれない」と軽く考えていたそうです。

ところがそれから1カ月もしないうちに、頭が下がったまま上がらなくなってしまったのです。前を向くのもつらく、片手であごを支えないと首が上がらない状態になってしまいました。

こうなると、日常生活も満足に送ることができません。朝起きて顔を洗おうとしても、歯磨きひとつ満足にできませんし、うがいをすることもできません。ドライアイ気味だったA子さんは目薬が手放せなかったのですが、首が下がってしまったので、目薬をさすこともできません。

何より困ったのが、食事です。頭が下がったままなので、うまく物を口に運ぶこともできなければ、飲み込むこともできません。そもそも下を向いた姿勢しかできないので、テーブルに何が並んでいるのかさえ見えないのです。こんな調子ですから、食欲も湧かず、体重はどんどん落ちていってしまいました。

ここまで来ると、さすがに家族もただごとではないと思い、病院で受診することを勧めました。A子さんも自分に起きている異変を一刻も早くどうにかしないとまともに生活ができないと痛感していたため、すぐに病院に行きました。そこで初めて、自分が首下がり症候群だということを知ったのです。

A子さんの治療は、まず頸椎カラー装具をつけて強制的に首を上げることから始まりました。

そうしないと首が下がったままで日常生活を送ることができないからです。

多少の不自由はあるものの、首が下がったままの状態よりかなり生活は楽になりました。こうしてA子さんは頚椎カラー装具の助けを借りて日常生活を送れるようにしたうえで、リハビリをすることになりました。

病院でのリハビリのほか、自宅でもリハビリを続けたところ、3カ月経ったあたりから首が上がるようになったというA子さん。そのときの気持ちは「これで生きていける！」というものだったと言います。食事ができるようになったこと、コップの水を飲めるようになったこと、そして何より前を向けるようになったこと。それまで当たり前だと思っていたことのひとつひとつが嬉しく、生きている実感さえ湧いたといいます。


A子さんが首下がり症候群になってしまった原因は、赤ちゃんの世話をするために下を向いての作業が続いたことにありました。

たったそれだけのことで当たり前のことができなくなり、生活の質が下がってしまったことを痛感したA子さん。最近は街なかで首が下がっている人を見かけるたびに「早く病院に行けばいいのに」と思わず心配してしまうようになったそうです。

第2章

「首下がりリスク」をセルフチェック

「首下がり症候群」は芽のうちに見つける！

いまは「首下がり症候群」になる人が高齢者を中心に増えている時代だと言えます。その原因はいくつもあり、それぞれが重なり合っているため**「これが原因」と特定するのが難しい**のが現状です。

第1章の最後に紹介した体験談のA子さんのケースなら、赤ちゃんのお世話のときに、できるだけうつむき姿勢をとらないなどの工夫をすればよかったのかもしれません。

あとになって「あのときのアレが原因で……」「もっとこうしておけば……」などと思うかもしれませんが、それよりも、これからのこと、どのようにしたら首下がりが治っていくかの対策を知ることが大切です。

もし首下がり症候群についての知識があれば、首に違和感があったとき、**「もしかすると首下がり症候群になりかけているのかもしれない」**と気づくことができます。

下を向いた姿勢を続けなければならなくなったとしても、症状がひどくならないうちに首を後ろに反らしたり肩や背中のストレッチをしたりすることで、頭が下がったまま上がらなくなってしまうような状態に陥らずに済みます。

首が下がってしまい、軽度の首下がり症候群になったとしても、**「これはただの疲れや肩こりではない。首下がり症候群かもしれない」**と気づくことで早く治療を始めることができます。首下がり症候群にならないためにも、軽度のうちに改善するためにも、初期の段階で危険信号を見つけることはとても大切です。

この章では早期に首下がり症候群の危険性を見つけるためのセルフチェックを紹介します。どれもとても簡単なことですから、ぜひ始めてください。

年齢を重ねると、体のあちこちに不調が出るのは当たり前のことだと思ってしまいがちです。その状態に慣れて、違和感を持たなくなってしまうこともあるでしょう。

しかし、その慣れが曲者《くせもの》だということを、まず理解してほしいのです。もちろん、「少し休めば元に戻る」ということも少なくありません。筋肉の疲労や炎症による違和感はその対応でもよいでしょう。

しかし、首下がり症候群ならそれではいけません。**筋力の低下が根本にあるのですから、休んでいることが薬にはならず、ますます筋力が衰えてしまう原因となり、首下がりの症状を進**

行させてしまうことになるのです。

まずは次から紹介するセルフチェックをして、首下がりを芽のうちにつんでしまいましょう。そのうえで、自分にあった対策を始めてください。いずれもささいなことですが、続けることで確実に効果を実感できるはずです。

セルフチェック① 姿勢のチェック

首下がり症候群が進行すると頭が下がったままになり、前を向けない状態になります。そこまでいくと、自分も周囲も「これはおかしい」と気づきますし、首下がり症候群のことを知らなかったとしても病院に行くという決断をするのではないでしょうか。

しかし、できればこうした症状になる前に、異常に気づき、日々の生活の中で少しずつ筋肉を鍛えて正常な姿勢に戻すことが大切です。

首下がり症候群をできるだけ早く見つけるには、まず**「自分の姿勢が正しいかどうか」**を確認することから始めましょう。

まずは力を入れず、いつもの姿勢で壁を背にして立ってみてください。このとき、どこにも歪みがない正しい姿勢なら、次ページのイラストのようになっているはずです。

もし、51～53ページのイラストのようになっていたら、すでに**「体が歪んでいる」**もしくは**「筋肉が衰えている」**という証拠です。

自分でわかりにくかったら、家族や周囲の人に見てもらうようにしましょう。

正常な姿勢

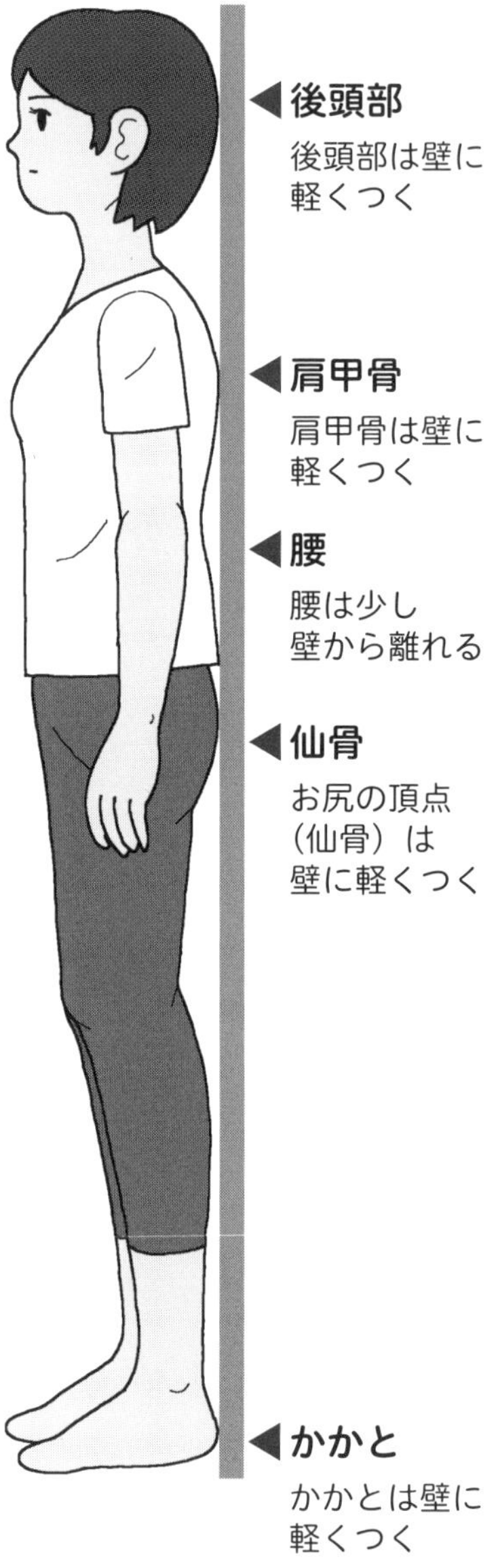
後頭部
後頭部は壁に
軽くつく
肩甲骨
肩甲骨は壁に
軽くつく
腰
腰は少し
壁から離れる
仙骨
お尻の頂点
（仙骨）は
壁に軽くつく
かかと
かかとは壁に
軽くつく

背中が丸まった猫背の状態

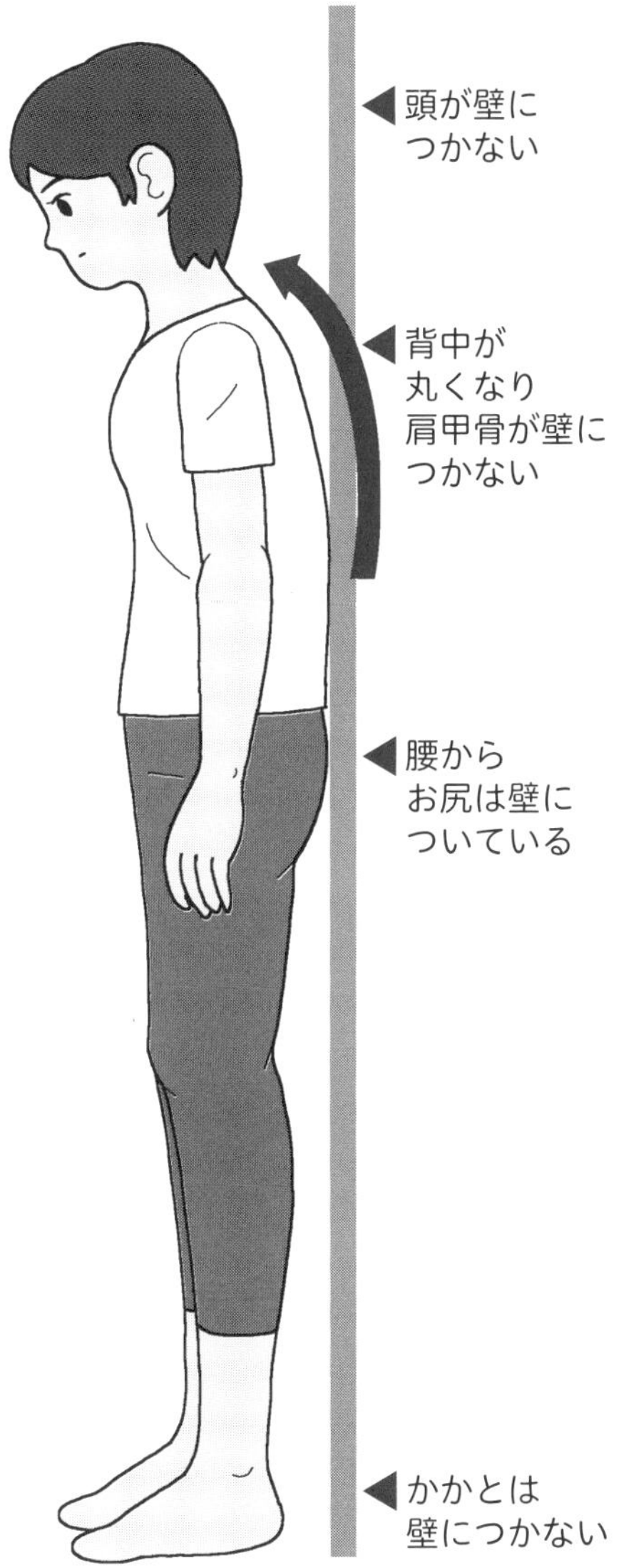
◀頭が壁に
つかない
◀背中が
丸くなり
肩甲骨が壁に
つかない
◀腰から
お尻は壁に
ついている
◀かかとは
壁につかない

お腹が突き出たぽっこりお腹の状態

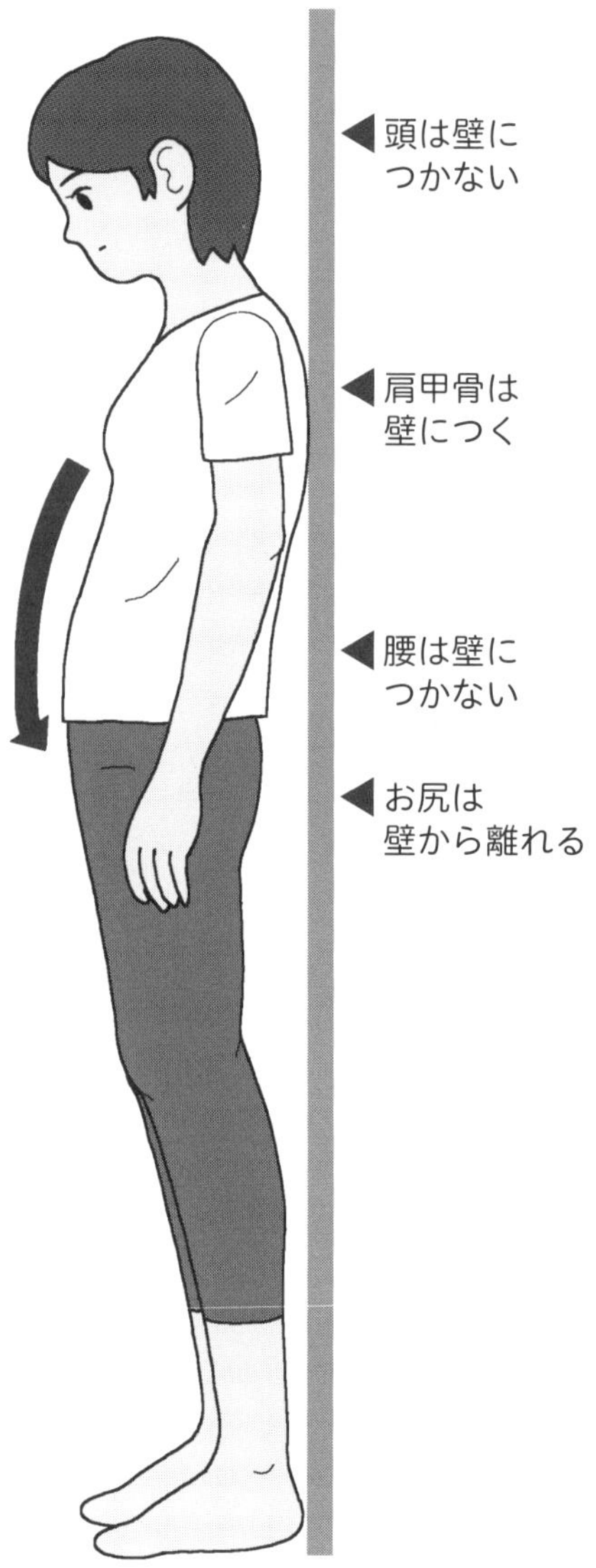
頭は壁に
つかない
肩甲骨は
壁につく
腰は壁に
つかない
お尻は
壁から離れる

背骨を反らせた反り腰の状態

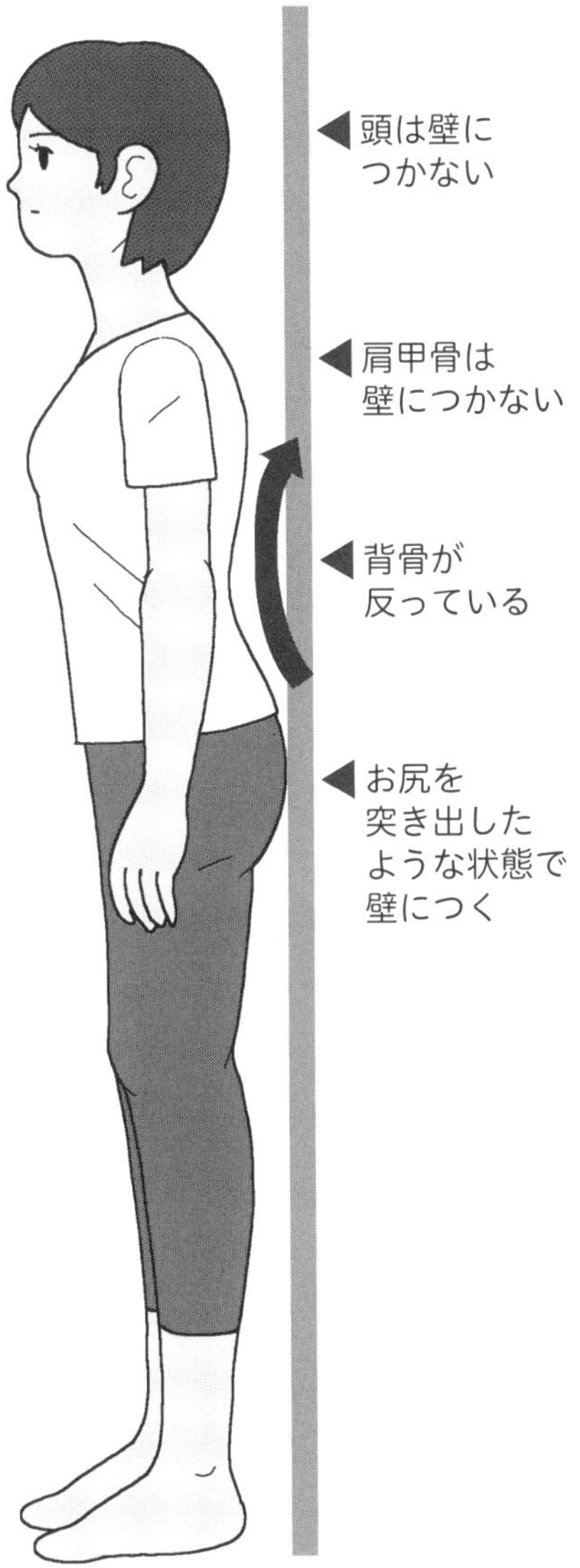
頭は壁に
つかない
肩甲骨は
壁につかない
背骨が
反っている
お尻を
突き出した
ような状態で
壁につく

50ページで紹介した「正しい姿勢」と比べると、その差は歴然です。

無意識のうちにこうした姿勢になってしまうという場合は、**壁を利用して正しい姿勢をとる練習**をするのもよいでしょう。やり方は次の通りです。

①壁にかかとをつけて立つ

②後頭部・肩甲骨・お尻の頂点が壁につくことを意識して体を伸ばして立つ

③その姿勢のまま歩き出す

これを1日に何度も行なって、「正しい姿勢」を体に覚えさせましょう。

セルフチェック②　自分の状態をチェック

セルフチェック①で正しい姿勢ができていなかった場合、首下がり症候群の可能性があります。2つの設問に対し、当てはまる項目の□欄にチェックを入れてください。

●設問1＝首の状態チェック　姿勢や首の状態をチェックします。

- □立っていて3分以上前を見続けていられない
- □歩いていると、だんだん首が重くなってくるのを感じる
- □うがいをするのが苦痛
- □気がつくと首に手を当てている
- □天井を見上げることが困難になってきた
- □うつぶせになると、頭を上げて前を見ることができない
- □顔が傾いてきた
- □人から姿勢が悪くなったと言われる

●**設問2＝不調の有無**　日々の体調をチェックします。

□　だるさがある
□　体にむくみがある
□　体が傾く
□　首の付け根が張っている
□　首から背中がこっている
□　歩くとふらつく

各設問の項目にチェックがついたら要注意です。

セルフチェック③ 動作・筋力のチェック

次に3つの動作を紹介します。スムーズにできるかどうか、チェックしてみましょう。動作ができた場合は□欄に○を、できなかった場合は×を入れてください。

ステップ1
天井を見上げる

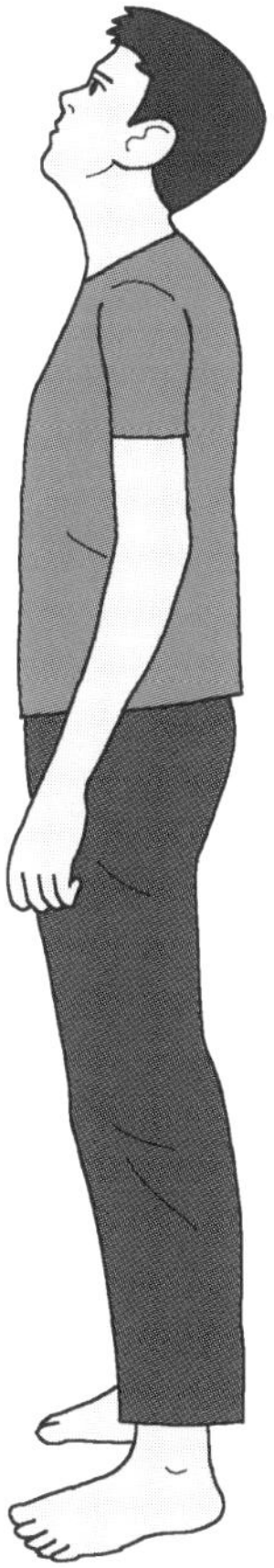

①両手を自然に下げて、まっすぐ立つ
②そのままの姿勢で天井を見上げる
③天井を見上げた姿勢で5秒以上静止する

テスト結果……□

ステップ２
腹ばいになって前を見る

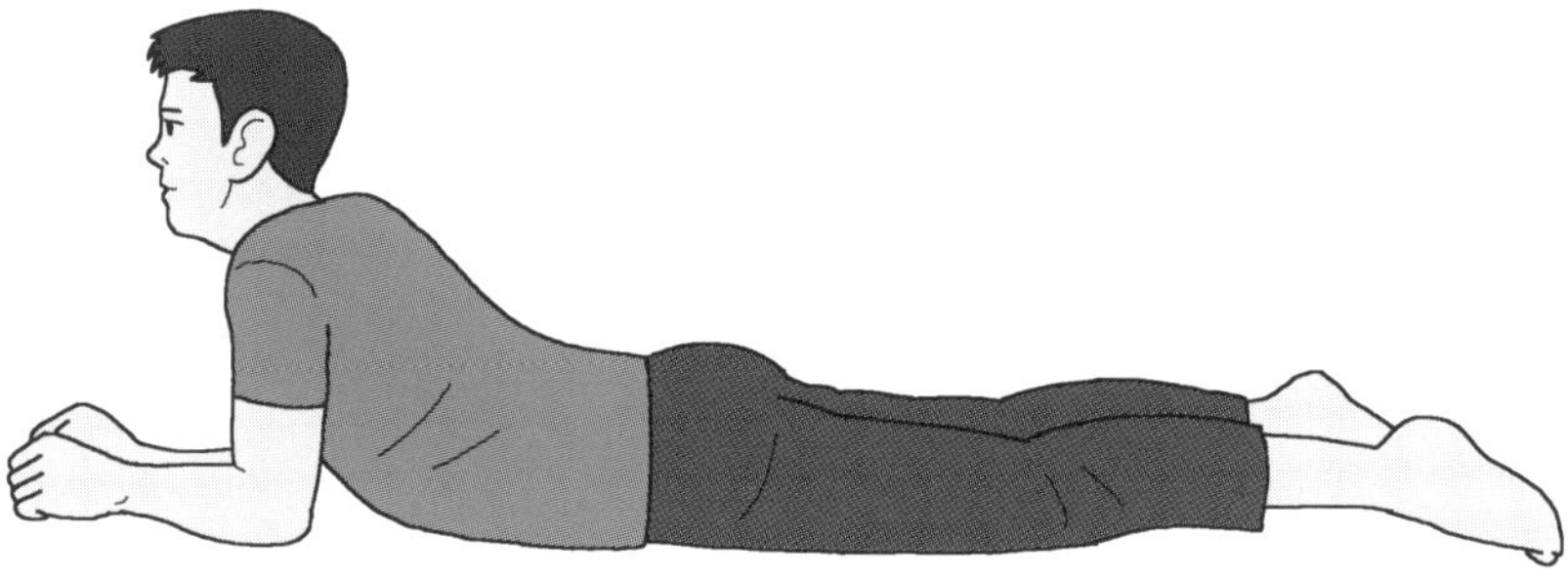

①腹ばいになって寝そべる
②胸の横に肘をついて上体を起こす
③その姿勢のまま顔を上げて前を見る
④前を向いたままの姿勢で５秒以上静止する

テスト結果……□

ステップ3
四つん這いになって前を見る

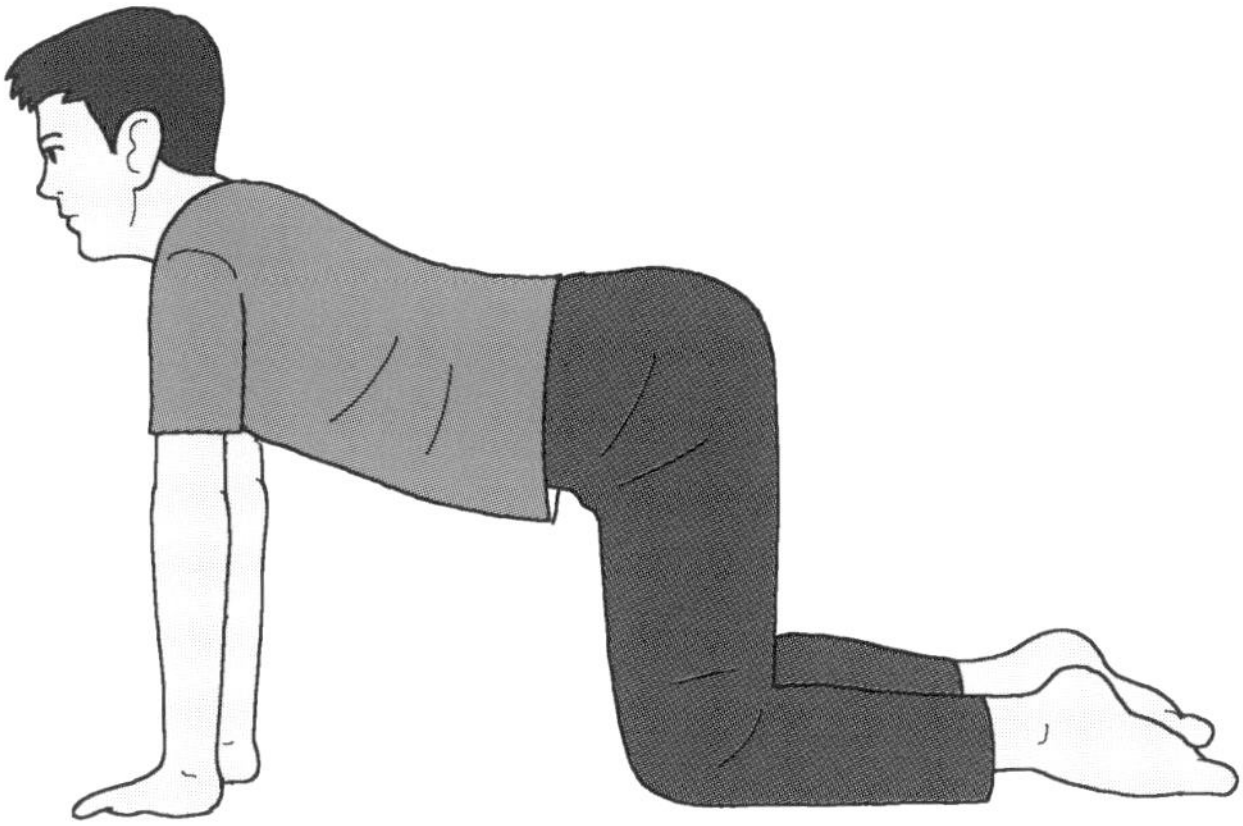

①床またはマット（布団でも）の上に
両手・両ひざをついて四つん這いになる
②四つん這いになった状態で顔を上げて前を見る
③その姿勢のまま5秒以上静止する

テスト結果…… □

いかがでしたか？　3つの動作はできたでしょうか。**このテストは病院で首下がり症候群かどうかを判断するときに検査として行なっている方法**で一番大切です。その結果により初期の首下がり症候群がどの程度進行しているかを判断しています。

動作として首への負荷が軽く、簡単に行なえるのはステップ1→ステップ2→ステップ3の順で、**ステップ3の動作は首から背中の筋肉や胸の筋肉がきちんと機能していないと首を上げることができません。**これを基本として、判定基準は次のようになります。

●レベル1

ステップ1～ステップ3すべてに◯がついていれば、日常生活を支障なく送ることができるはずです。しかしながら、セルフチェック①と②の結果がよくなかったり、普段の生活の中で首や肩、背中に違和感があったりするのなら、油断は禁物です。本書で紹介する首下がり症候群予防法を実践するとともに、首や背中の調子を注意して意識するようにしてください。

●レベル2

ステップ1と2は◯がついたけれども、ステップ3は×でこの動作を5秒以上続けることができないという場合は、普通に歩けるものの、少し日常生活に不自由が出始めている状態ではないでしょうか。首下がりが心配な方は、整形外科を受診して、治療を始めることをお勧めします。

●レベル3

ステップ1は○がついたけれども、ステップ2、3は×だったという場合は、首下がり症候群が進んでいると考えられます。日常生活を送るうえで、さまざまな行動に支障が出始めているのではないでしょうか。放置していると、頭が完全に上がらなくなってしまう可能性がある状態だと言えます。補助装具の使用やリハビリを始めるケースもあります。

●レベル4

ステップ1を含め、すべて×の場合は首下がり症候群が進行した状態です。胸椎、腰椎ともに不安定で歩くのもままならないはずです。下半身の機能が衰えている可能性もあります。この状態では、進行すると頭を上げることができなくなってしまうので、早急に医療機関（整形外科）を受診し、詳しい検査を受けることが必要です。下半身の機能が強ければ腰椎を支える装具をつける治療を始めるケースもあります。

後頭部の筋肉

直立した状態で、57ページ「セルフチェック③ 動作のチェック」のステップ1を行ないましょう。上を向く動作で使われているのは、後頭部を支える筋肉です。

この筋肉は首下がり症候群になっても影響を受けない部位なので、症状が進行している患者さんでも行なえることが多いようです。

この動作ができないということは、**後頭部を支える筋肉が機能しなくなっており、重症**ということ。早めに整形外科で受診しましょう。

後頭部を支える筋肉

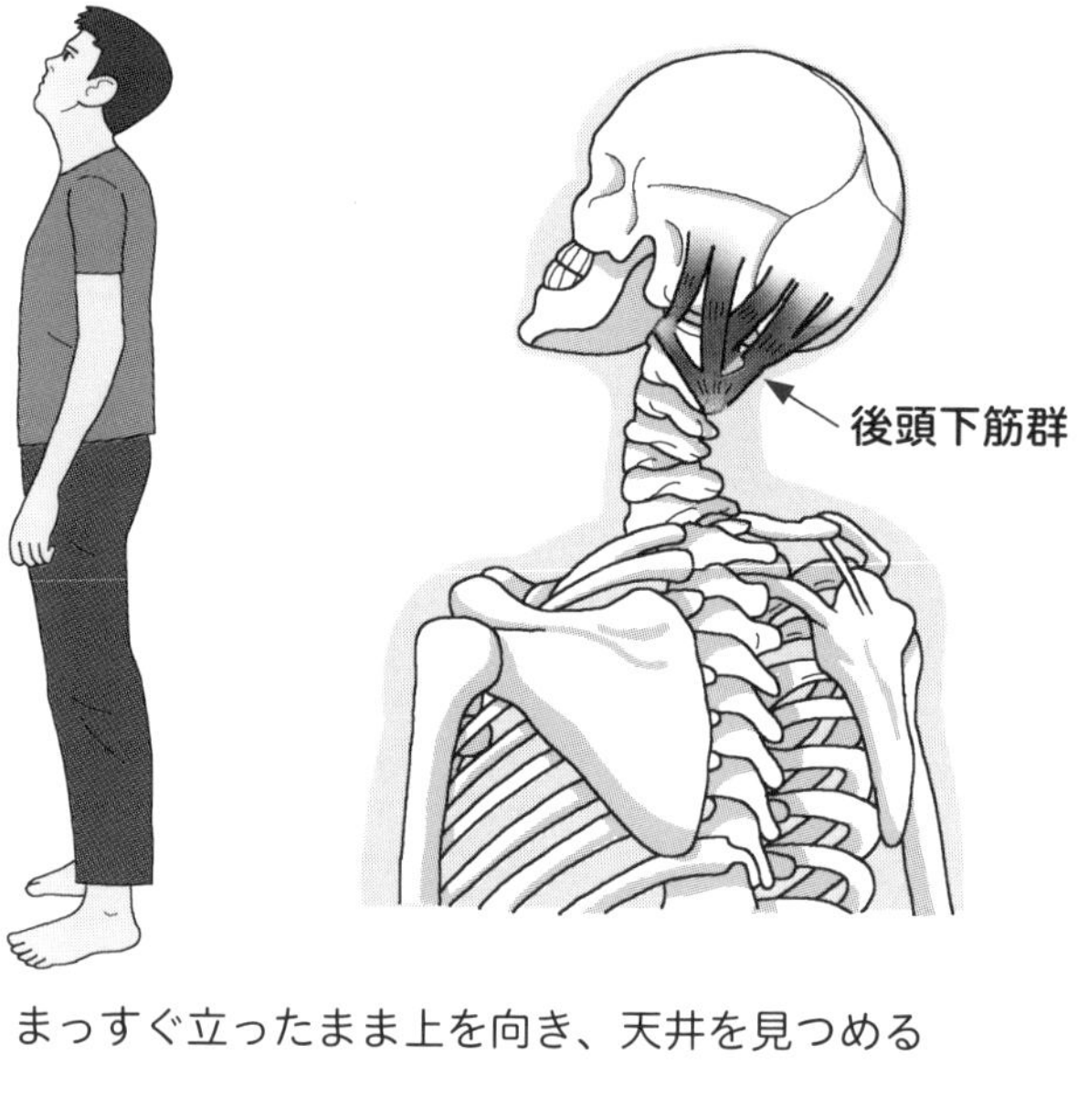

まっすぐ立ったまま上を向き、天井を見つめる

首から肩甲骨にかけての筋肉

腹ばいで前を見るのに必要な筋肉

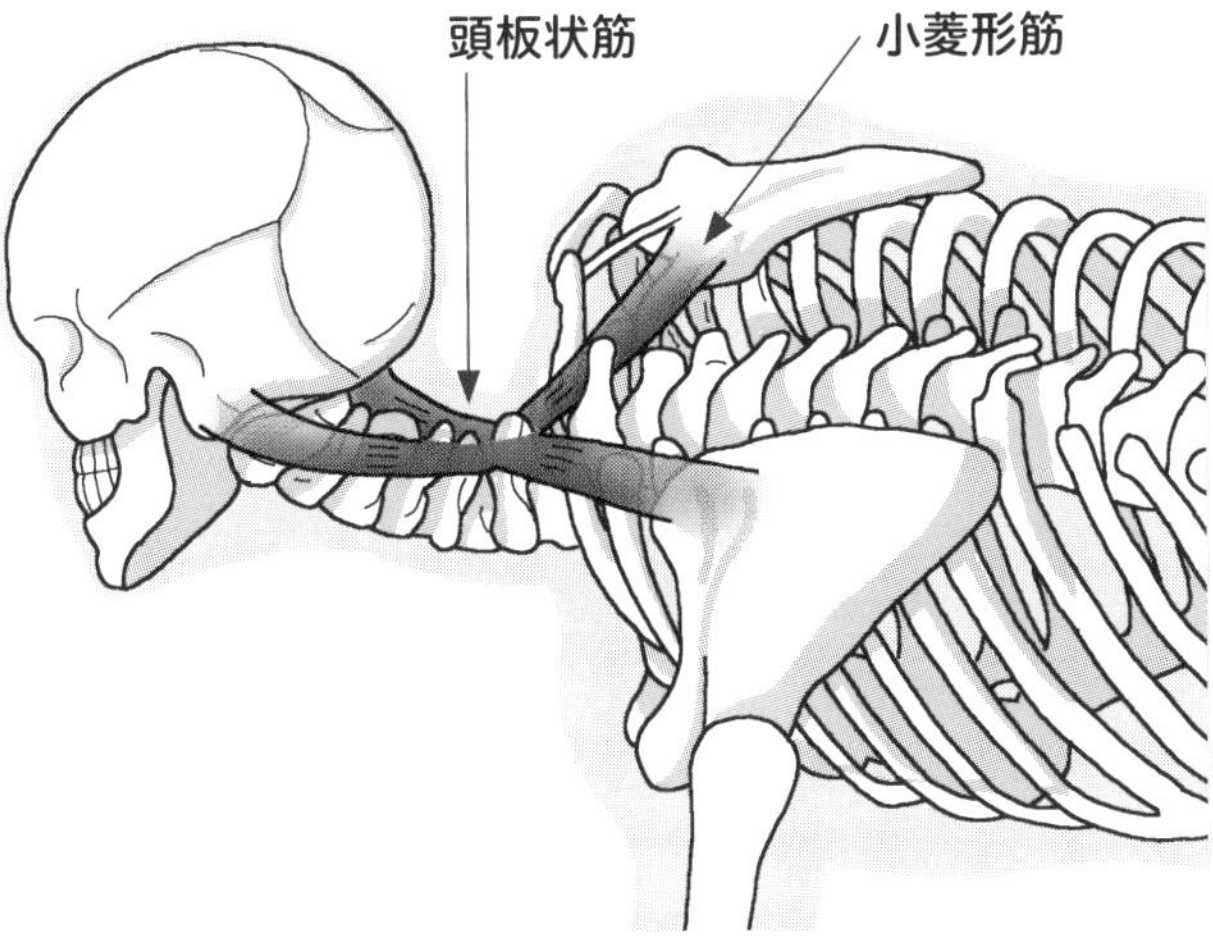

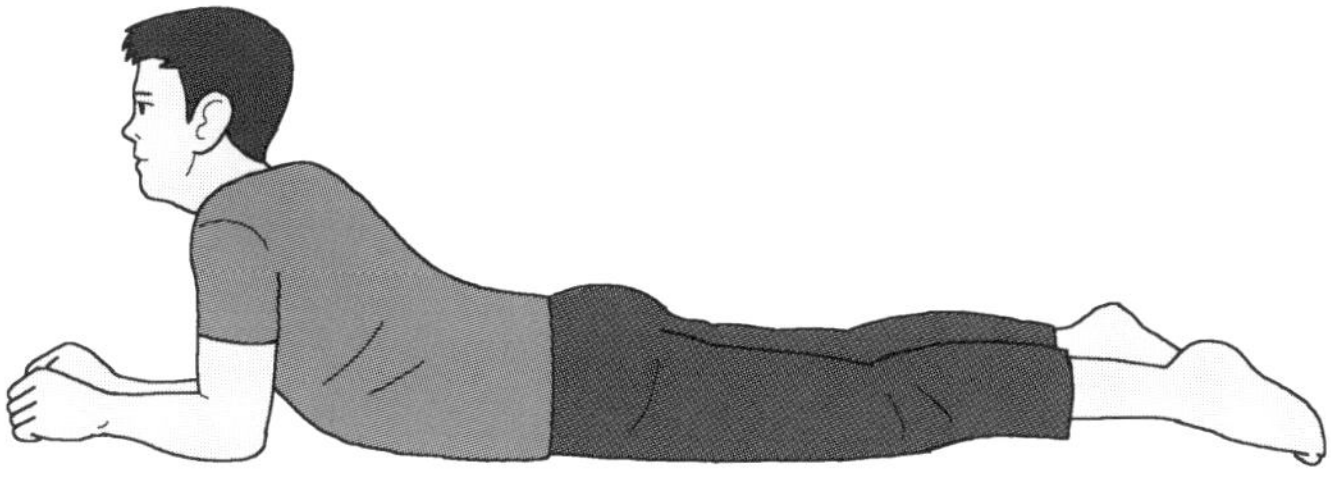

両手・両ひざをついた体勢になり、頭を上げて前を見る

続いて「セルフチェック③動作のチェック」のステップ2（58ページ）を行ないましょう。

腹ばいで前を見る姿勢は、後頭部を支える役割の後頭下筋群だけでは維持できません。頭板《とうばん》状筋《じょうきん》や小菱形筋《しょうりょうけいきん》、頸半棘筋《けいはんきょくきん》（27ページ参照）といった筋肉が正常に機能していることが必要になってきます。この動作ができない場合、**広範囲で筋肉の衰えが始まっている**ということになるので、症状が進行しないようにリハビリを開始することが重要です。

セルフチェック⑥ 病気の可能性チェック

最後に、**首下がり症候群の陰に他の疾病が隠れていないかをチェック**しましょう。周囲の人を確認することもできるので、日々の様子をチェックして早めな対応を目指してください。

□ 手が震える
□ 歩幅が小刻みになった
□ 歩くときに足が上がらなくなった
□ 背中が曲がってきた
□ 物忘れが多くなった
□ 声が出しづらくなった
□ 首に放射線治療をしたことがある

当てはまる項目があったら、首下がりの症状の背後に**内科系や脳・神経系の病気が隠れている可能性**があります。早めに医療機関で相談しましょう。

体験談2

決定的だったのは「バスの冷房」

同世代の人たちと比べて活動的な毎日を送っていたB子さん（78歳）。週5回、保育園の補助職員として3時間働き、自宅では家事のすべてを担っていました。とはいえ、いままでずっと健康に問題がなかったというわけではなく、50代の頃は婦人科系、呼吸器系と立て続けにガンに罹患し、闘病生活を送ったこともあります。その後、夫が体調を崩し、その介護を担うようになったこともあり、健康には人一倍気を遣ってきたそうです。

しかし、それと同時に年齢のこともありだんだん無理が利かなくなったと感じることが多くなってきたそうです。いままでならよほどひどくない限り、一晩ぐっすり眠ればたいていの疲れが回復していたのに、このところ疲れが取れにくくなったと言います。

B子さんはそれを年齢のせいと思っていたようですが、それに加えて夫の介護などで体力とともに精神力を消耗することが増えたのも要因ではないでしょうか。

もともと健康に対する意識が高かったB子さんは健康体操の教室に通うなどして、より一層体を気遣うようになりました。

しかし、そうしたB子さんの努力とは裏腹に、「疲れた」と感じることはどんどん増えていったそうです。勤務先の保育園では子供たちと園庭で遊ぶような活動的な遊びよりも、室内で絵本を読んであげたり、折り紙を教えてあげたりと、静かな遊びを一緒にすることが多かったのですが、いつの頃からか仕事が終わると首や肩にこりや張りを感じるようになりました。

例によって「歳のせい」と思っていたB子さんでしたが、あとから振り返ると、そうした室内遊びのひとつひとつが「うつむき姿勢を長い時間続ける」といった悪い習慣にほかならず、首への負担を重ねていったのでしょう。

そして、ある夏のことでした。B子さんの夫が体調を崩したため、車で1時間ほどの距離にある病院に入院することになったのです。毎日のようにお見舞いに行っていたのですが、車がないため、バスで通うしかありません。仕事、家事に加えて夫のお見舞いと、B子さんの毎日はますます忙しくなりました。

そんなある日、とても暑い日のことでした。仕事を終え、いったん家に戻り、夫の洗濯物などをまとめて猛暑の中、バス停まで向かったB子さん。その日はとくに暑さが厳しく、日差しも照りつけるようでした。しかし、両手に荷物を抱えていたため、日傘を差すこともままなりません。

B子さんは厳しい日差しからなんとか逃れようと、じっと下を向いてバス停まで歩いていきました。そして、ようやくバスに乗り込むと、車内はひんやりとエアコンが効いていて、B子さんはやっと一息つけるとホッとしたと言います。

そして座席につき、エアコンの心地よい風に涼むB子さん。ところがようやく汗が引いてきたと思ったら、今度はぶるっと身震いするような寒さを感じました。さっきまで心地よかったエアコンの涼しい空気が、いまでは体を痛めつける冷たい風に感じられます。

エアコンの吹き出し口は席の真上にあり、B子さんは冷風の直撃から逃れることができません。しかも着ているものは夏服です。このままでは風邪を引いてしまうと、B子さんは身を守るように体をぎゅっと縮めました。そして病院に着くまで、後頭部から背中にかけて、エアコンの冷風を浴び続けたのです。


これが決定打になり、翌日からB子さんは頭が上がらなくなってしまいました。

しかも、頭が完全に下を向いた状態で、前を見ることもできず、歩くこともままならない状態でした。

これでは仕事にならないと保育園は休むことにして家で休養しようとしたのですが、同じ頃、夫が退院したため、自宅での介護も始まっていました。

B子さんはのちに「首下がり症候群になって一番苦労したことは?」と聞かれると「前を向いて立てないので、体を斜めにして台所仕事をした」と答えたほど、なんとか日々の生活を送ろうとしていたと言います。しかし、それで症状がよくなることはもちろんありません。

病院に行きたくても首下がりの状態で外を出歩くこともできず、途方に暮れていたある日、訪れてきた娘がB子さんの状態に驚き、病院に付き添ってくれて、ようやく診察を受けることができました。診断は「首下がり症候群」。

症状としては重度の初期といったところでしたが、懸命なリハビリを重ねて少しずつ状態がよくなり、2カ月を過ぎた頃には前を向いて立てるようになったと言います。

首下がり症候群になって以来、食事をスムーズにとることができなくなったため、2カ月で体重が7キロも落ちてしまったというB子さんですが、前を向けるようになったため、少しずつ体重も体力も戻っていきました。

いまでも病院で教えてもらったリハビリ体操は欠かさず行なっていると同時に、首だけは冷やさないようにと、春夏はスカーフ、秋冬はマフラーと首を守る工夫を必ずしているのだとか。

いまは保育園の仕事は辞めてしまいましたが、夫の介護に、家事にと活動的な毎日を送っているそうです。

第3章

「首下がり症候群」の予防と対策

首下がりはＱＯＬも下げる！

私の印象ではありますが、一生懸命に仕事や家事をしている人、根を詰めて作業をしてしまう人は、首に負担をかけてしまうことが多いように思います。

ＱＯＬという言葉があります。これは**Ｑｕａｌｉｔｙ Ｏｆ Ｌｉｆｅ**の略で、一般的には**「人生の質」「生活の質」**と訳されることが多いようですが、医療の現場ではただ**「病気がない状態」**を目的とするのではなく、患者さんひとりひとりの苦痛を和らげ、精神的にも社会的にも満足できる生活が送れるような治療を目指すことを意味します。

その境地は年齢により、また人により差があるかもしれません。しかし、ただ「病気ではない」というだけの理由で「健康的な生活を送っている」とは言えないことを、みなさんはすでにご存じではないでしょうか。

いまの高齢者は**「腰曲がりより首下がり」**が多くなっていますが、「首下がり症候群」という症状があり、多くの人が苦しんでいるということを知らない人が多いのが現状です。

「腰が曲がったお年寄り」は見たことがあっても「首が下がってうつむいてしまっている人」

はあまり見たことがない、気づかないという人が多いような気がしています。

首下がり症候群の患者さんは、ほとんどが少しの時間なら前を向くことができるので、他人からは目につきづらいと言えます。

身近にうつむき姿勢の人がいても、おそらく多くの人は「うつむいているだけだろう」と思います。また、栄養状態や適度な運動も非常に大切で、しっかり食事をとっていると思っていても、運動不足のためにタンパク質が筋肉となっていなかったりすることがあります。

しかし、首下がり症候群になってしまったら、いままで**当たり前にできていた「前を向き続ける」ことができなくなってしまう**のです。無理に頭を上げて前を向こうとすると、初期の段階では頭が重く感じられてつらい、ふらつく、首が疲れる、早く頭を下げたい、と感じます。

症状が進行すると、頭を上げると首から背中にかけて痛みを感じるようになってしまいます。これがさらに進行すると、頭を上げようとしても動かすことができなくなり、手であごを支えないと前が見えないようになってしまいます。この段階に入ると、手の支えを外したらカクンと頭が下がってしまい、自力で上げることはできなくなります。

多くの患者さんが話す、首下がり症候群になってできなくなったこと、困ったことは次の通りです。

首下がり症候群になってできなくなったこと・困ったこと

×前を向けなくなり、足元しか見えなくなったので歩くことができなくなった。無理に外出してもまわりの様子が見えないので人や電信柱にぶつかる、車が来てもわからないなど危険なので外出しなくなった。

×頭が下がっているので、コップの水を飲むのも難しくなった。うがいや歯磨きをすることもしづらくなった。

×床に置かれた物を見るとき目がぼやける。

×まぶたが下がる。

×荷物を持って歩くと頭が下がる。

×洗面後に頭を持ち上げるのが痛くてつらい。

×足元が不安定。

×食事をするのが大変になった。テーブルの上にある食事を見ることができず、食べ物を口に運ぶのにもひと苦労する。食べ物を口に入れても噛んで飲み込むことができず、手であごを支えてようやく食べることができる状態なので、いつの間にか食欲も落ち、痩せてしまった。

×家事や仕事、趣味などいままでできていたことができなくなった。テレビを見続けることができず、次第に憂うつな気持ちになっていく。

×常にのどが圧迫されているので、呼吸が苦しい。

×起きていると首がつらくなるので、横になることが多くなった。

×階段を下ることができない。

日常生活のQOLが下がり、楽しい生活を送ることは困難になってしまいます。

首下がり症候群は日常の生活習慣が原因で発症することがよくあります。タンパク質などの栄養をしっかりとってください。

予防と対策で首下がりは改善することが多くあります。できるだけ生活の質を下げないよう、首下がりが進行しないように、これから述べる対策を知ってください。

うつむき姿勢が引き起こす「ストレートネック」

「ストレートネック」、または、**「スマホ首」**という言葉を耳にしたことがあるのではないでしょうか。これはパソコンやスマートフォンを長い時間使う習慣がある人が陥る、首の骨がまっすぐになってしまう状態を指しています。

前述しましたが、もともと首の骨は前側に緩いカーブを描く構造になっていることでクッションのように働き、首にかかる頭蓋骨の重さを吸収しています（次ページの上図参照）。ところがスマホの見過ぎでストレートネックになると、頭の重さがダイレクトに首や肩の筋肉にかかります。頭の重さは体重の約10パーセントと言われ、たとえば体重が60キロの人なら約6キロの重さがあるのですが、**首が前に30度傾くと、肩と首への負荷が3倍以上になるとされるため、実に18キロの重さを首と肩の筋肉で支えることになってしまいます。**

前に傾ける角度が大きくなるほど重さの負荷は大きくなり、しかもその状態が長く続くと筋肉の緊張状態が続きます。すると、筋肉の中を走っている血管が圧迫され、血流が悪くなり、肩こりなどの症状が生まれます。この状態が続くと首下がり症候群になってしまうのです。

正常な首

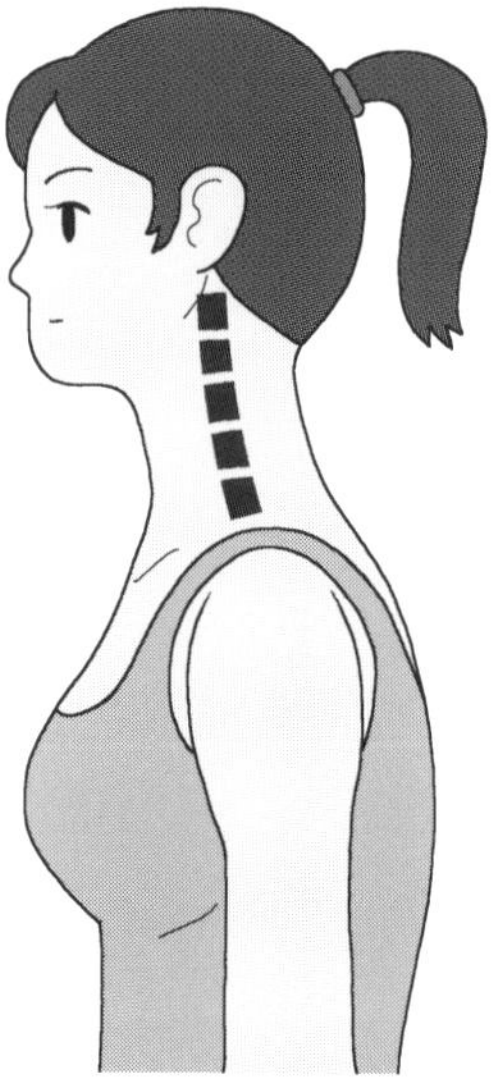

スマホ首（ストレートネック）

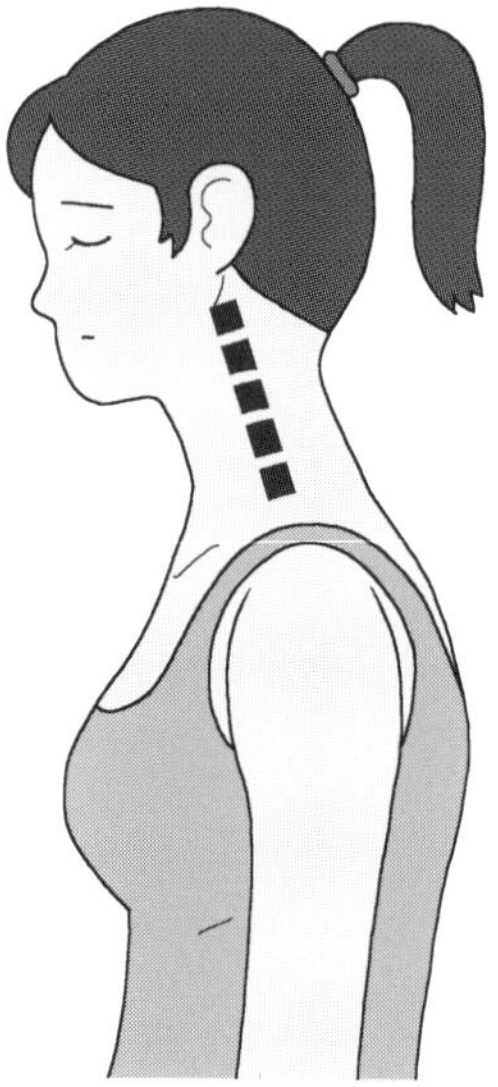

猫背にならないように生活習慣を改善する

首下がり症候群になって来院される患者さんたちは、大半が高齢者です。そして、その多くの方たちが**「私は以前から姿勢が悪く、猫背だったから……」**と言うのです。

猫背も首下がり症候群の引き金になり得ます。そこで、**猫背やストレートネック、ひいては首下がり症候群を招いてしまう日常の行動、生活習慣を解説**していきましょう。

どれもが普段なにげなくやっていることばかりで特別な動作はありません。できるだけこれらの行動をしないように気をつけたり、やめるように習慣づけたりすることで、よい結果を招くということを知ってください。

●下を見る時間が長い

ストレートネックの別名が「スマホ首」と言われるように、スマートフォンを見続けるような下を見る時間が長く、猫背になっている習慣は、首に大きな負担を与えてしまいます。

たとえばスマホを見るとき、ほとんどの人が脇を締め、お腹にスマホをくっつけるような姿勢をとります。この姿勢では必然的に頭が下がり、首や肩、背中の筋肉に大きな負荷を与えてしまいます。スマホを見る時間が長いだけでなく、うつむき姿勢が深くなるほど首への負担が大きくなることをぜひ知ってほしいと思います。

背中への負荷がどんどん大きくなる

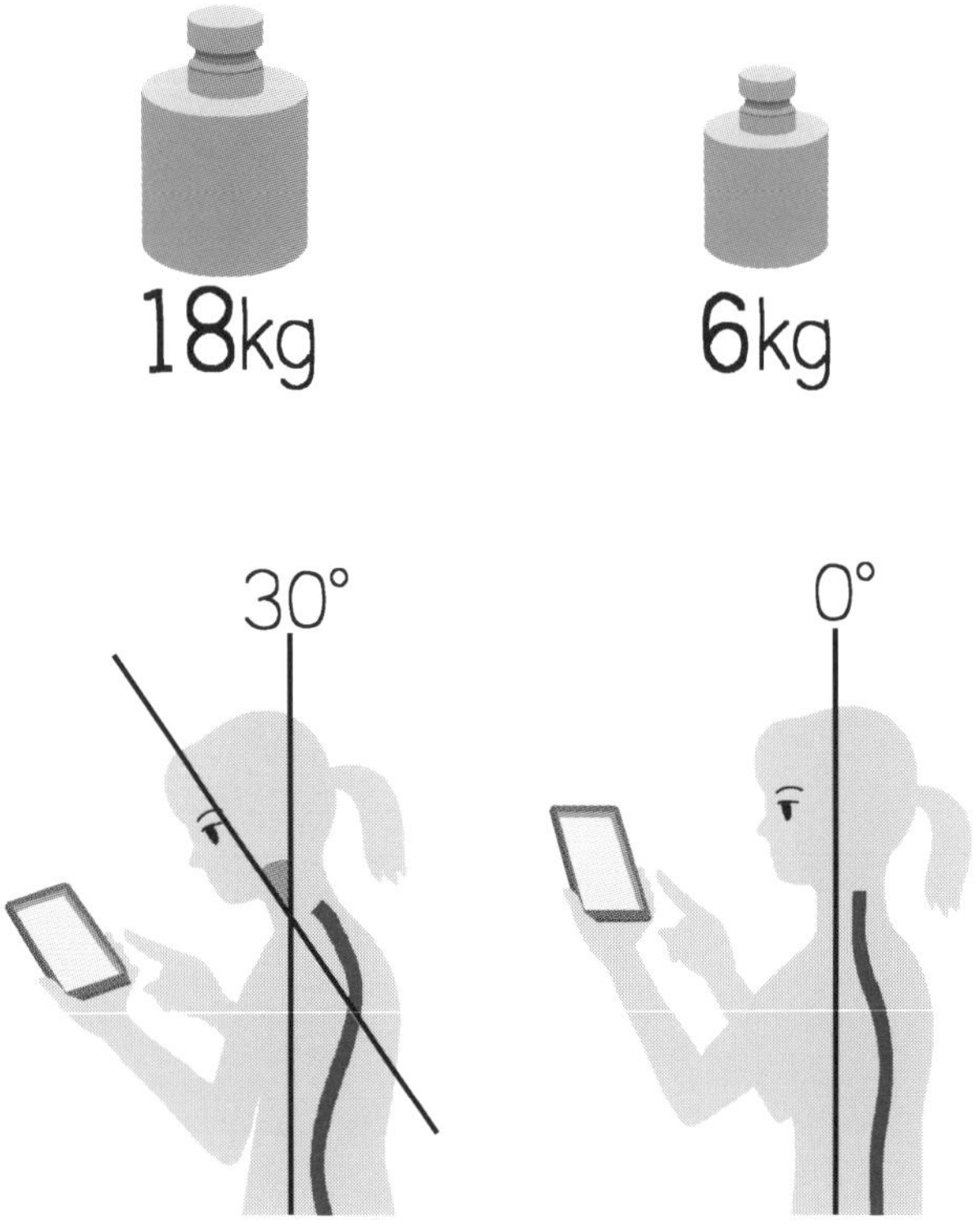

うつむき姿勢が深くなるほど、首や

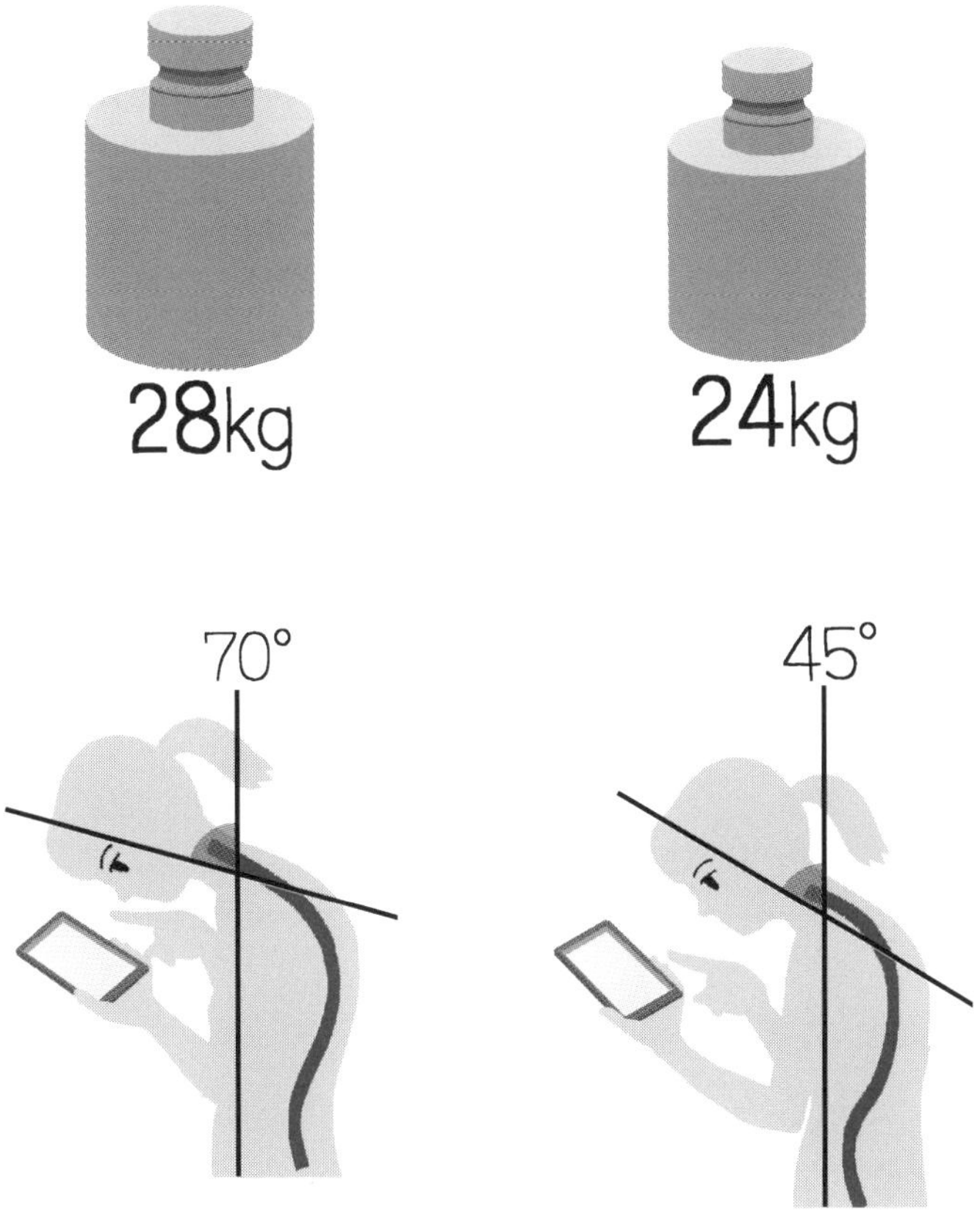

●縫い物やものづくりなど細かい手作業

縫い物や刺繍《ししゅう》をしたり、細かいものをつくったりと、趣味で手作業をしている人は多いことでしょう。熱中し過ぎてしまうと首に負担がかかります。こうした作業は猫背になったうつむき姿勢のまま長時間続けてしまうことが少なくありません。

ずっと同じ姿勢をとり続けるのは避けて、30分に1回は途中で背伸びをする、首のストレッチをするなどして首や肩、背中の筋肉の緊張をほぐすようにしてください。これだけでもリスクを軽減できるので、忘れずに行なってください。

●読書

読書もまた、猫背気味でうつむき姿勢が長く続きます。数独などのパズルを趣味にしている方も多いでしょうが、これもまたうつむき姿勢が続いてしまいます。姿勢に気をつけましょう。

●居眠り

電車やバスなどの乗り物の中や、室内でもソファや椅子に座った状態で深く前にかがんで居眠りをすることがあります。このときの姿勢によっても首下がり症候群のリスクを高めてしまうのです。

これは通勤電車に限った話ではありません。仕事の合間にデスクで仮眠をとる、あるいはソファに座ったまままうたた寝をするといったことが習慣になっているとしたら要注意です。姿勢を変えてみましょう。**頭を上げた状態で眠るのもいいですし、頬杖をついた姿勢で眠るのもお勧めです。**

●家族の介護

ベッドで過ごすことの多いご家族の介護の際に、起こしたり寝かせたり、食事をとらせたりする場合も、猫背でうつむき姿勢になってしまいます。意識して休みを入れながら介護をすることが大切です。

●その他

引っ越しの荷造り、年末の大掃除、台所仕事が増えた、転倒がきっかけで姿勢が悪くなったことなどが原因で、首下がり症候群を発症した方が結構いらっしゃいました。また、家族の不幸などで気分が落ち込み、姿勢が悪くなって発症した方もいます。

荷造りや大掃除では、重たい荷物を猫背気味になって抱え上げなければなりません。台所仕事もどうしてもうつむき加減のままで長時間にわたる場合があります。

生活上必要なことですので、やらないわけにはいきません。その際は、**連続した前かがみ姿勢にならないよう注意し、猫背になっていたり、頭が下がった状態が続いていたりしたら、意識して休みを入れ、伸びをする**ようにしてください。

また、首の痛みやこりが続いていてなかなか治らない場合、首下がり症候群の初期症状の可能性がありますので、そのときは**横になるなどして首を休ませる**ことが大切です。

（注）多くの首下がり症は、70代で発症することが多いですが、50～60代で発症した場合は、内科的原因、他の原因で2次性になっている可能性が高いので注意が必要です（65ページ参照）。

猫背・体力低下を放置しない！

首下がり症候群は日常の習慣や姿勢がきっかけで発症することがよくあります。しかし、首下がり症候群になりかけているとは気づかず、症状が進んでから、まわりの人に「姿勢が悪い」などと指摘され、そしてある日頭が上がらなくなってしまう……こうした経緯をたどる患者さんが多いのが首下がり症候群の特徴でもあります。

「最近、背が低くなって上のほうにある物が取りづらい」と自覚したり、**「今までの生活が疲れる」**などの体力低下を感じたら、体から異変を告げるサインです。それはごくささいなものだったり、当たり前のことだと思われがちですが、見逃してしまわないように意識してもらいたいものです。

肩こりと首下がり

30代以上の人に「肩こりはありますか？」と質問をしたら、おそらく半数以上の人が「はい」と答えるのではないでしょうか。そしてその数字は40代、50代と年齢が上がるにつれて増えてくる、それが現状です。

「常に肩がこっている」という人や「定期的にマッサージに通っている」という人もいます。自分ではこっている自覚はないものの、誰かに肩を揉んでもらったときに「こっていますね」と驚かれることが多いという人もいるかもしれません。

肩こりとは、首すじや首の付け根から肩または背中にかけて張った、こった、痛いなどの感じがする症状を指し、ひどいときは頭痛や吐き気を伴うこともあります（公益社団法人日本整形外科学会のホームページより）。肩こりが関係している筋肉はさまざまで、首の後ろから肩、背中にかけての僧帽筋《そうぼうきん》とその裏にある頭半棘筋《とうはんきょくきん》、頭板状筋《とうばんじょうきん》、頸板状筋《けいばんじょうきん》、肩甲挙筋《けんこうきょきん》、棘上筋《きょくじょうきん》、菱形筋《りょうけいきん》などの過緊張が原因となることがほとんどです。

そして、肩こりは次のような原因で起こるとされています。

肩こりが起こる原因

・首や背中が緊張するような姿勢での作業が続く
・猫背、前かがみなどの悪い姿勢が常態となっている
・運動不足
・精神的なストレス
・なで肩
・連続して長時間同じ姿勢をとること
・ショルダーバッグ
・冷房

（公益社団法人日本整形外科学会のホームページより）

肩こりに関係する筋肉

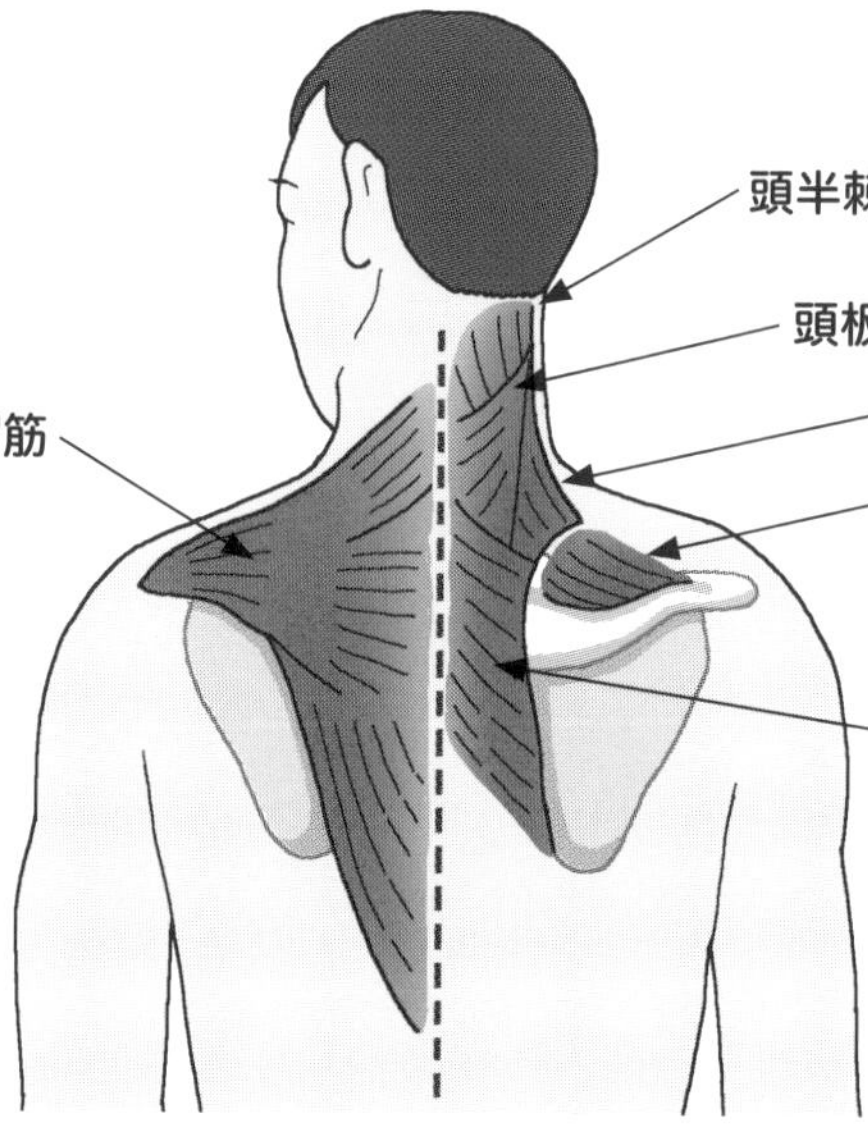

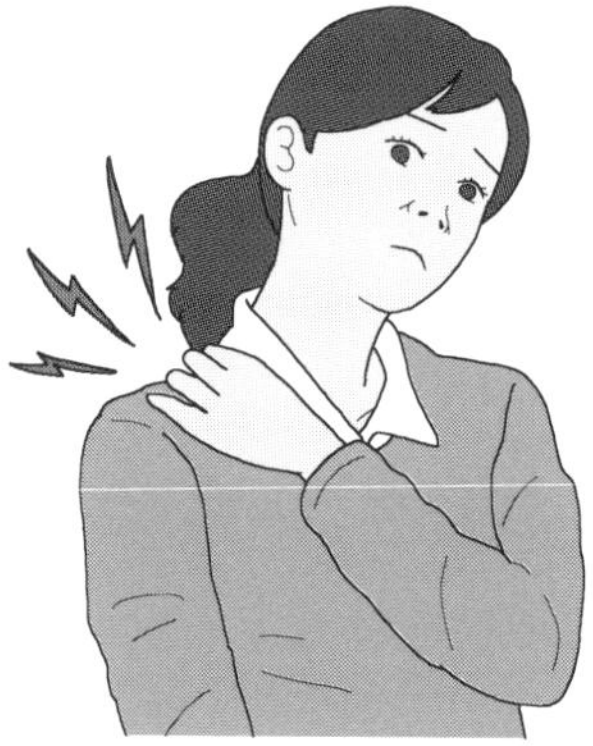

「こる」だけではなく、頭を持ち上げるのがつらくなったら、首下がりの可能性を考えます。

首下がり症候群と関係する筋肉、そして習慣と似ています。肩こりと首下がり症候群はとても近い存在であり、首下がり症候群の初期症状は肩こりとよく似ているのです。

首下がり症候群が見逃されてしまい、うつむいた姿勢のまま頭が上がらなくなるという重い症状が出るまで気づかずに過ごしてしまう理由も、多くの人が首下がり症候群につながるとは思わず、「最近肩がこる」と勘違いしてしまう、あるいはマッサージに行ったり湿布を貼ったりするなどの応急処置で終わらせてしまうことに原因があります。

先に肩こりが起こる原因を挙げました。これらは首下がり症候群にも共通するもので、日常生活の中でつい見過ごしてしまうささいなことばかりです。

しかし、こうした原因がいくつか重なること、そして、毎日のようにうつむき姿勢が続く生活習慣がある、あるいは最近下を向いて何かを長時間続けたことがあるという場合に、**「肩がこる」とか「背中が張る」といった症状だけでなく、頭を持ち上げづらくなる、頭が重いなどの症状が加わったときは、首下がり症候群になるかもしれない**のです。

体験談 3

重い荷物・下向き姿勢……日々の仕事で首下がりに

清掃業を営んでいるCさん（64歳）は日常的な肩こりに悩まされていました。原因はいまも現場で仕事をしていることだという自覚はありました。掃除機や水の入ったバケツなど重いものを持って階段を上り下りすることは日常でしたし、手を抜くことなど考えたこともないというCさんは、少々疲れているときでも力を入れて掃除することを心がけていたと言います。

そのため、1日の仕事が終わると肩がぱんぱんに張っているのを感じたし、このところ疲れが取れにくくなってきたのを痛感していたそうです。若いときはお風呂にゆっくりと浸かり、ぐっすり眠れば次の日は気力も体力も復活していたのにと、寂しいような気もしていましたが、年齢を重ねるというのはそうしたことだと納得していました。

ところが64歳になったある日のこと、Cさんは生まれて初めて経験するほどの肩こりを感じました。

それはいままで経験してきた肩こりとはまったく別物で、首から肩、背中にかけてずっしりと重いものがのしかかっているような重苦しさ、そして耐え難いほどのだるさが襲ってきたのです。

とはいえ急に仕事を休むわけにもいかず、その日はどうしようもないほどの肩こりに耐えながら、必死に仕事をこなしました。考えてみれば、つらさのあまり、いつも以上にうつむいてしまっていたのかもしれないとCさんは振り返ります。

そして、次の日になると肩こりはますますひどい状態になり、重苦しさに加えて痛みまで発症していたのです。それどころか頭が上がらず、うつむいたままの姿勢になってしまっていました。

これは普通のことではないと、Cさんは通い慣れたマッサージではなく、整形外科を受診することに決めました。小さなクリニックで院長を務める高齢の医師は、首が下がったままの状態で痛みを訴えるCさんに対し、痛み止めの注射をしました。普通なら痛みが治まれば頭が上がるようになるはずなのに、Cさんの首は下がったままだったと言います。そのため次の受診で医師は首の牽引をし、肩こりの薬を処方してくれました。

通常の肩こりなら、この治療で効果が出るはずでした。しかし、Cさんの容態は一向に好転しません。痛み止めの注射をしたときは痛みが消えるのですが、だからといって首は上がらず、注射の効果が切れたら再び重苦しい痛みが戻ってきます。首を牽引してもらえば、その間だけは首が伸びるのですが、これも牽引が終わると再び首は下がってしまいます。

この治療を続ければいつかは……と思っていたCさんでしたが、次第に「これは普通の肩こりではないのでは？」という気持ちが湧いてきました。これは主治医も同感だったようで、Cさんが一向によくならないことを訴えると、大きな病院への紹介状を書いてくれました。そして、Cさんは大学病院に転院し、「首下がり症候群」だと診断されたのです。

Cさんの首は完全に下を向いてしまい、前を見ることができない状態でした。このままでは生活を満足に送ることもできないので、まず頸椎カラーという首を支える装具をつけることから治療が始まりました。ところが頸椎カラーはCさんの体には合わず、結局使うことはできなかったそうです。

さまざまな検査の結果、Cさんは背中の筋肉に浮腫、つまりむくみが生じていて、血流が悪くなっていることがわかりました。これが肩こり、そして首下がり症候群を引き起こした原因です。そこで病院でのリハビリに加え、自宅でもリハビリ体操に取り組んでもらうことにしました。

最初のうちは簡単なポーズをとるのもひと苦労だったそうですが、少しずつ筋力が戻ってくるにつれ、自宅でのリハビリもスムーズにこなせるようになり、治療を始めて2カ月が経つ頃には首下がりの度合いが改善してきました。

そして、治療開始から5カ月後にはすっかり前を向けるようになり、同時にずっと悩まされていた肩こりもなくなっていたそうです。

現在では普通の生活ができるようになったCさんですが、一時は顔を上げることもできず、食事も満足にとれず……という状態が続いたため、気分的に落ち込んでしまっていたそうです。

自分の体なのに自分で思うように動かすことができないのが大きなストレスだった、とCさんは教えてくれました。しかも、「頭を上げて前を見る」という当たり前のことができなくなったことから、「もうこのまま治らないのかもしれない」と悲観的になってしまっていたそうです。

これは、背中の血流が悪くなることで、メンタルに大きな関わりを持つ自律神経の働きが鈍ってしまったことにも関係があります。

一生懸命リハビリに取り組んだおかげで、ちゃんと前を向くことができる体と、しなやかに動く肩甲骨、そして前向きな気持ちまで取り戻すことができた、とCさんは嬉しそうでした。

第4章

「首下がり症候群」の治療

首下がりの治療について

首下がり症候群は、**「頭が下がって前を向き続けられないこと」**と定義されますが、首下がりはガンなどとは違い、命に関わる病気ではないと言えます。しかし、頭が下を向いたままになる、前を向けなくなるということは、それが**命に関わる重い病気ではなくても、生活に関わる重大な症状**と言えます。

そのまま放置していたとしたら、あごは胸にくっつき、足元しか見えなくなり、立っていることが不自由になってしまいます。そのため、できるだけ早い段階で治療を開始することが大切です。首下がり症に対する治療は、筋力を強くするための薬がないため、リハビリが中心となります。リハビリの内容は、発症からの時期や首下がりの状態によって異なります。

リハビリは通常6カ月から1年行なわれ、それでも改善されない場合は手術が選択肢となります。手術は近年の医学の進歩により、多くの改善例が報告されるようになりました。しかし、自立して生活できている場合は、無理して手術する必要はないと思います。

「首下がり症」の人の姿勢

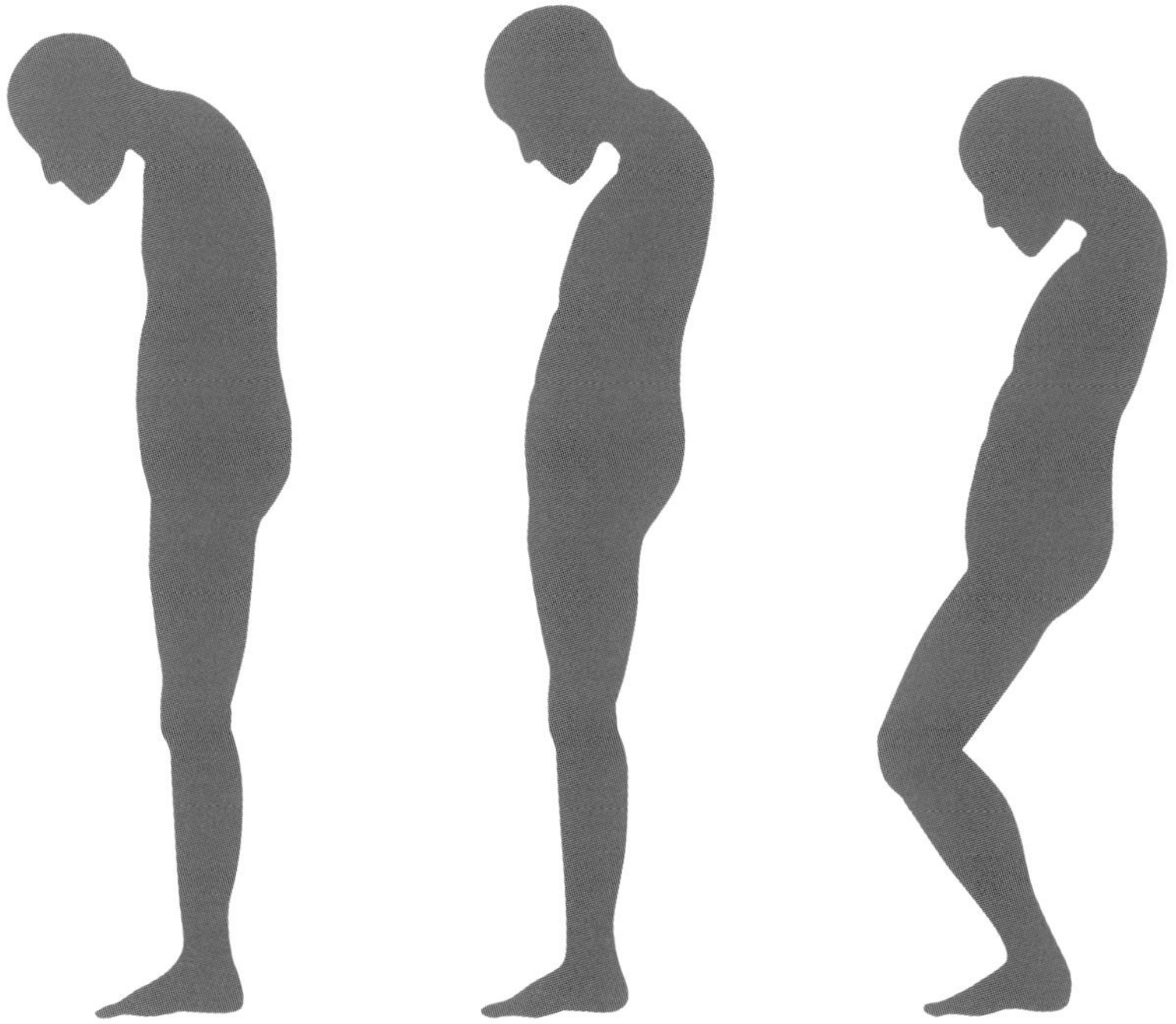

首下がり症候群を放置していると、このような姿勢になってしまい、普通の生活を送るのが困難になってしまう。そのことで体調をくずしたり、気分が落ちこんでしまったりなど、心身ともに不調を起こすことにもつながりかねない。だからこそ早めに発見し、治療することが大切であり、何よりならないように予防に努めることが重要

急性期と慢性期では首下がりの治療もリハビリも異なる

首下がりが起こったばかりの急性期とそれ以降の時期では治療方法が異なってきます（7ページ参照）。

- **急性期＝首下がり発症から1カ月程度**
- **亜急性期＝首下がり発症から1カ月から6カ月**
- **慢性期＝首下がり発症から6カ月以降**
- **陳旧期＝首下がり発症から1年以降**

急性期は、首を支える筋肉に強い炎症があるので、まだ首に負担のかかるリハビリは行なわず、首を安静にします。前かがみをなるべく避けて、横になる時間を多く、頚椎カラーなど首を支える装具をできるだけ長く使用します（寝るときは不要）。

亜急性期は、首を支える筋肉が、しっかりと働くように、ストレッチと肩甲骨を中心として動かすリハビリを開始します。

慢性期は、下半身を含めて、首が安定化するように全身のリハビリを行ないます。陳旧期は、障害を受けた筋が線維に置き換わっていることがあるので、そのまわりの筋肉によって頭が支えられるようなリハビリを行ないます。生活の自立が困難な場合は、手術を検討します。首下がり発症からの時期に合わせて、104ページから紹介するリハビリ・予防運動を行なってください。

①姿勢体操＝急性期
②背中体操＝亜急性期以降
③仰向け・寝返り・腹ばい体操＝亜急性期以降
④肩甲骨体操＝亜急性期以降
⑤首の嚥下体操＝急性期以降

100ページから説明する全身バランスにかかわらず、①から⑤は行なってください。プラスバランス異常の人は、とくに下半身強化が必要です。腰椎コルセットを使用して体が前に落ち込まないようにします。マイナスバランス異常の人は、とくに③を強化して背中を反ることができるようにしてください。

衰えた筋肉をセルフチェックで特定

首下がり症候群の患者さんは、首を支える筋肉以外にも衰えが生じていると、全身のバランスが崩れてしまいます。この場合、リハビリは首や肩、背中だけではなく、衰えている部分も強化しなければまっすぐ立つことができなくなってしまうため、衰えている筋肉を特定することが非常に重要です。

診察では最初に患者さんに立ってもらい、**姿勢を見て全身バランスをチェックする**ことでどの筋肉が衰え、機能低下を引き起こしているのかを判断します。

簡単な方法ですが、ここで全身バランスのチェック方法を紹介しましょう。

すでに首下がり症候群になってしまっている人だけでなく、肩こりや背中の痛み、肩甲骨がうまく動かないといった悩みを抱えている人、まだ何の異常もない人も、このチェック方法で衰えている筋肉の箇所がわかります。

方法はとても簡単。自然に前を見るようにして立ってください。

このときの姿勢を、49ページからのセルフチェックを参考にして確認してください。**頭を上**

げて前を見ようとしたとき、体のどの部分を使っているかもチェックします。そして次の3つのうちのどれに当てはまるかを判断し、筋肉が衰えている部位を見つけましょう。

標準バランス

首下がり症候群でもっとも多いのがこのバランス。お腹が突き出た姿勢ですが、それほど極端ではありません。この立ち姿になる人は上位胸椎、つまり首からお腹まわりよりやや上までの範囲で機能が衰えています。リハビリはこの部分の強化が欠かせません。とくに効果的なのは112ページで紹介する「肩甲骨体操」です。

標準バランス

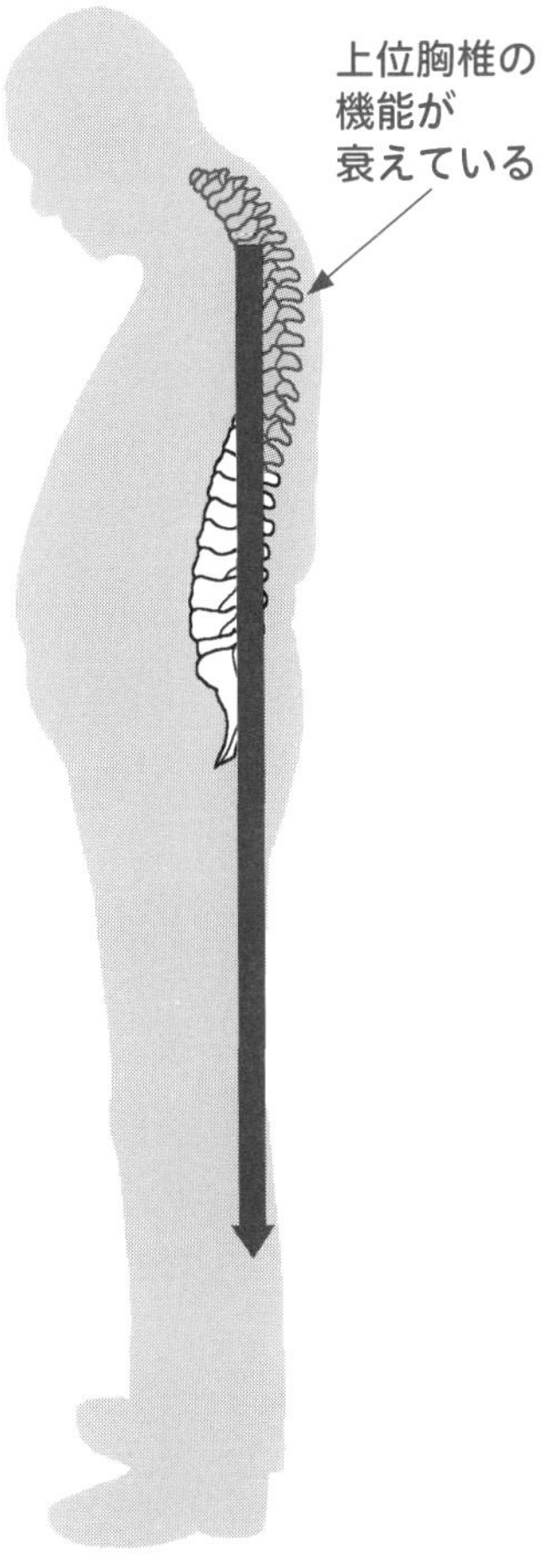

首の付け根からの重心が
骨盤の上を通る

マイナスバランス異常

標準バランスよりも大きくお腹が突き出ており、下を向いてもつま先がよく見えないということも起こります（52ページ参照）。しかし下半身の力は強く、腰を使って上半身を起こそうとしています。首から胸椎全体が衰えており、首下がり症候群になるとあごが胸についてしまうような重症化が起こりやすくなります。「仰向け・寝返り・腹ばい体操」（108ページ）に加えて「背中体操」（106ページ）、「肩甲骨体操」（112ページ）も行ないましょう。食べ物や飲み物の飲み込みが悪い場合は「首の嚥下体操」（114ページ）も加えてください。

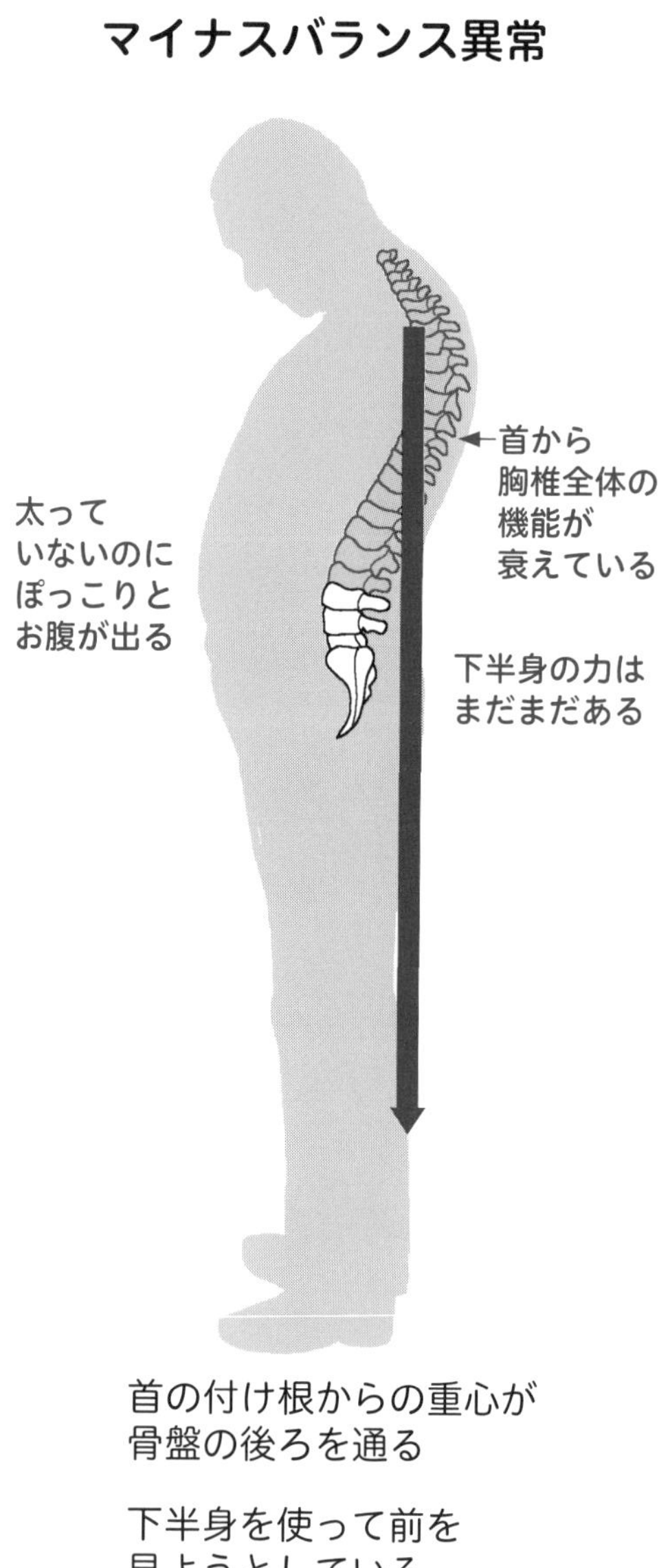
マイナスバランス異常
首から
胸椎全体の
機能が
衰えている
太って
いないのに
ぽっこりと
お腹が出る
下半身の力は
まだまだある
首の付け根からの重心が
骨盤の後ろを通る
下半身を使って前を
見ようとしている

プラスバランス異常

体の前面はまっすぐなのに、背中が大きく丸まり、頭が下がってしまう姿勢です（51ページ参照）。つま先は見えるものの立ち姿が不安定で転びやすく危険です。この場合は腰椎、つまりウエストから下の腰の部分の機能が衰えています。放置しておくと首下がり症候群だけでなく、腰曲がりへと進行します。安定して立てる人は「スクワット」、ふらつく人は、椅子に座った状態で交互にひざを上げる「座り足踏み運動」などで下半身の機能を強化させましょう。可能なら、「仰向け・寝返り・腹ばい体操」（108ページ）も無理のない範囲でやりたいものです。

プラスバランス異常

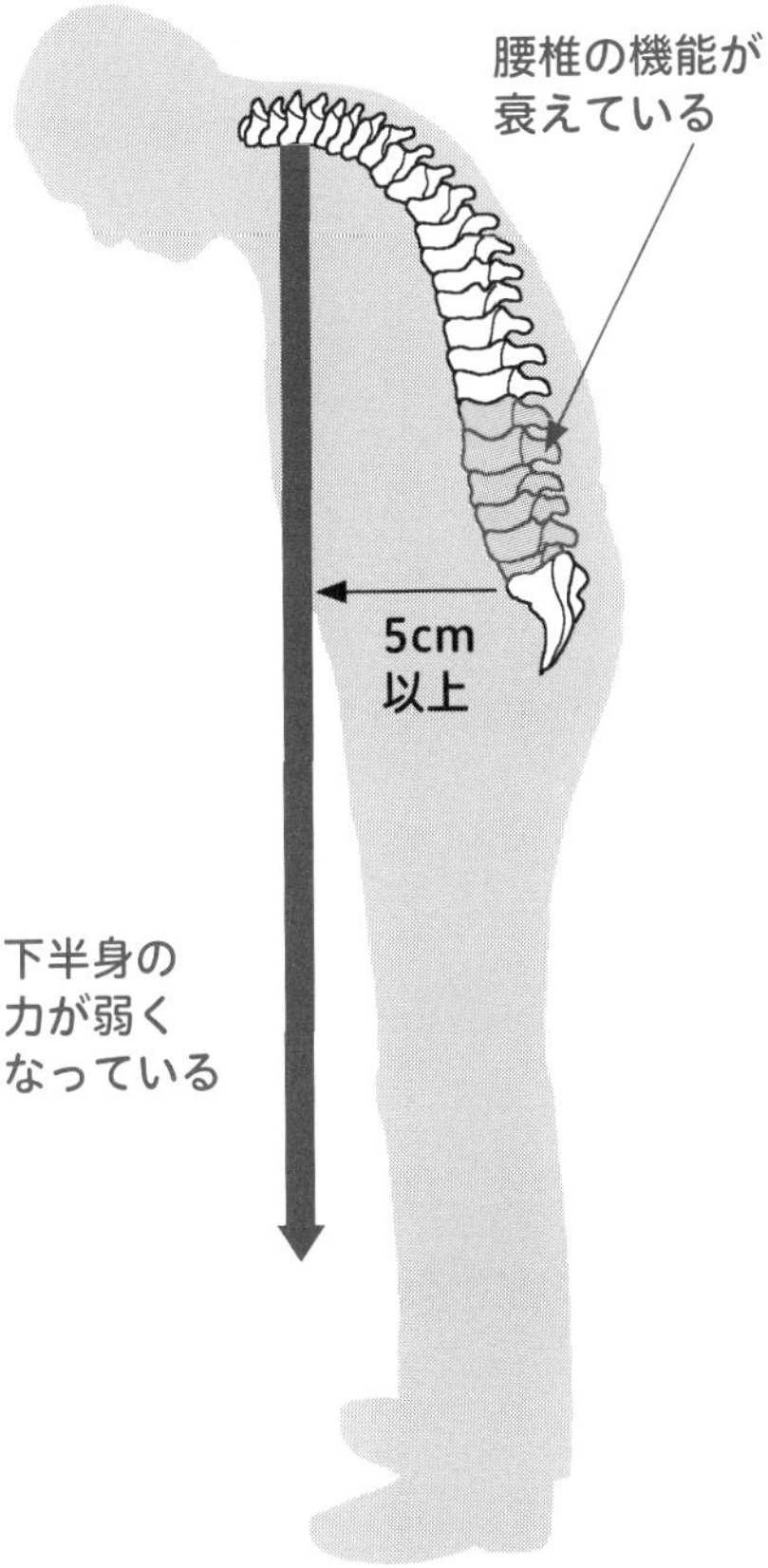
腰椎の機能が
衰えている
5cm
以上
下半身の
力が弱く
なっている

首の付け根からの重心が骨盤の
5cm 以上前の位置を通る

首下がり症候群リハビリ・予防運動①　姿勢体操

首下がりが進行して、後頭下筋群の働きが悪くなったり、下半身が不安定だと、この動きがしづらくなります。**首から背中に違和感があるかどうかを意識**しながら、行なってください。

《手順》

①お腹に力を入れて引っ込め、背中をまっすぐにして立つ。このとき、50ページの正しい姿勢を意識するとよい

②まっすぐの姿勢から息を吐きながらゆっくりと頭を上げ、天井を見る。首から背中の背筋を使って、のどをまっすぐ伸ばすような意識で行なう

③この姿勢のまま5数える

〈注意〉ふらつくときはテーブルや棚など安定しているものにつかまりましょう。

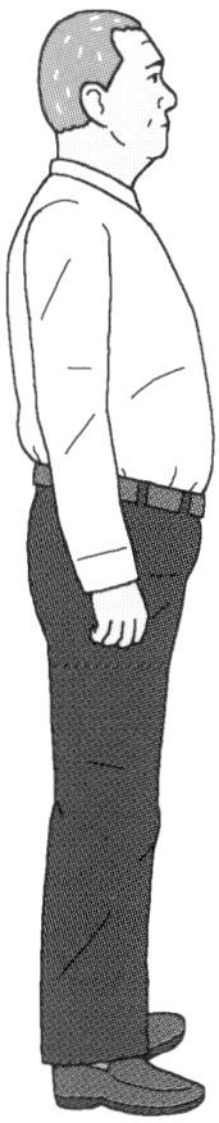

①足を肩幅に開き、
背すじを伸ばして
まっすぐ立つ

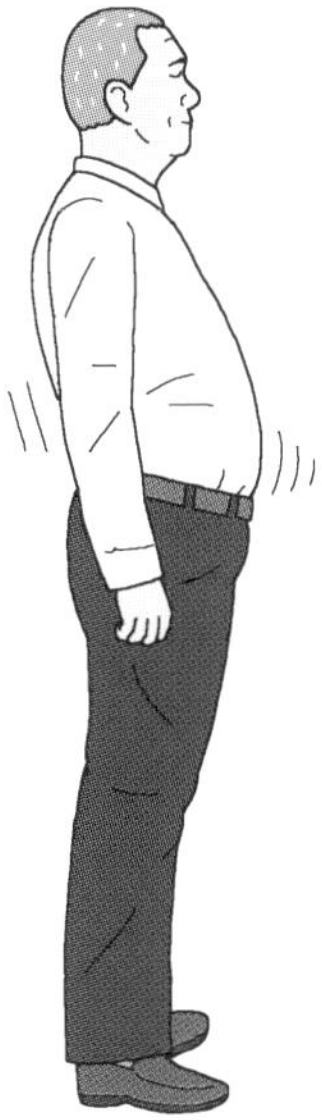

NG お腹を突き出すような
立ち方は効果ナシ。腰で上
を向くのは首のリハビリに
ならないから

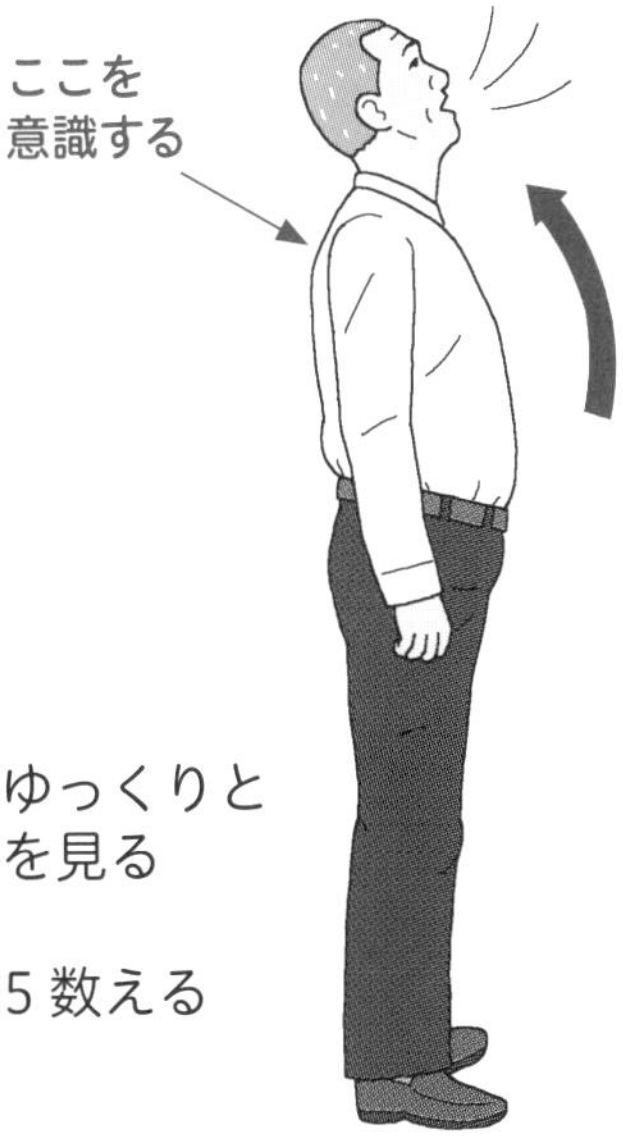

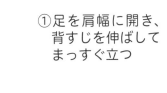

②息を吐きながらゆっくりと
頭を上げて天井を見る

③この姿勢のまま5数える

①〜③を3〜5回繰り返す

首下がり症候群リハビリ・予防運動②　背中体操

肩甲骨の周囲に存在する筋群、とくに小菱形筋《しょうりょうけいきん》の筋力を強化して、**首を支える土台を安定させる**ことを目的として行ないます。ストレッチ用の幅広いゴムバンドを使用するのが効果的なので、用意してください。肩や背中の筋肉の緊張が強いときに、この体操をやって痛みを感じたり筋肉がつるような感覚がある場合は、運動を中止してください。

《手順》

① 両足を肩幅くらいに開いて背筋をまっすぐにして立ち、ゴムバンドを両肩の後ろに通すようにして両手で持つ

② ①の姿勢で両腕を左右に伸ばし、ゴムバンドを引っ張り合いながら10数える。これを3～5回繰り返す

③ ①～②が終わったら少し休んでから肩の後ろでゴムバンドを持ったまま、片方の腕を上げ、両方の腕を伸ばしてゴムバンドを斜めに引っ張り合いながら10数える。上げる腕を替えて左右交互に行なうのを1回として、3～5回繰り返す

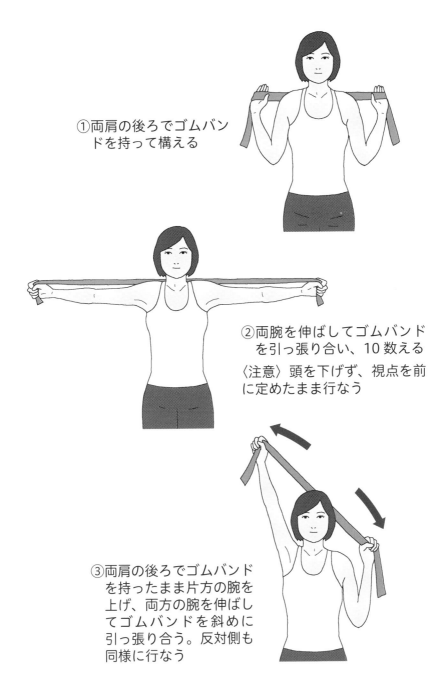

①両肩の後ろでゴムバンドを持って構える

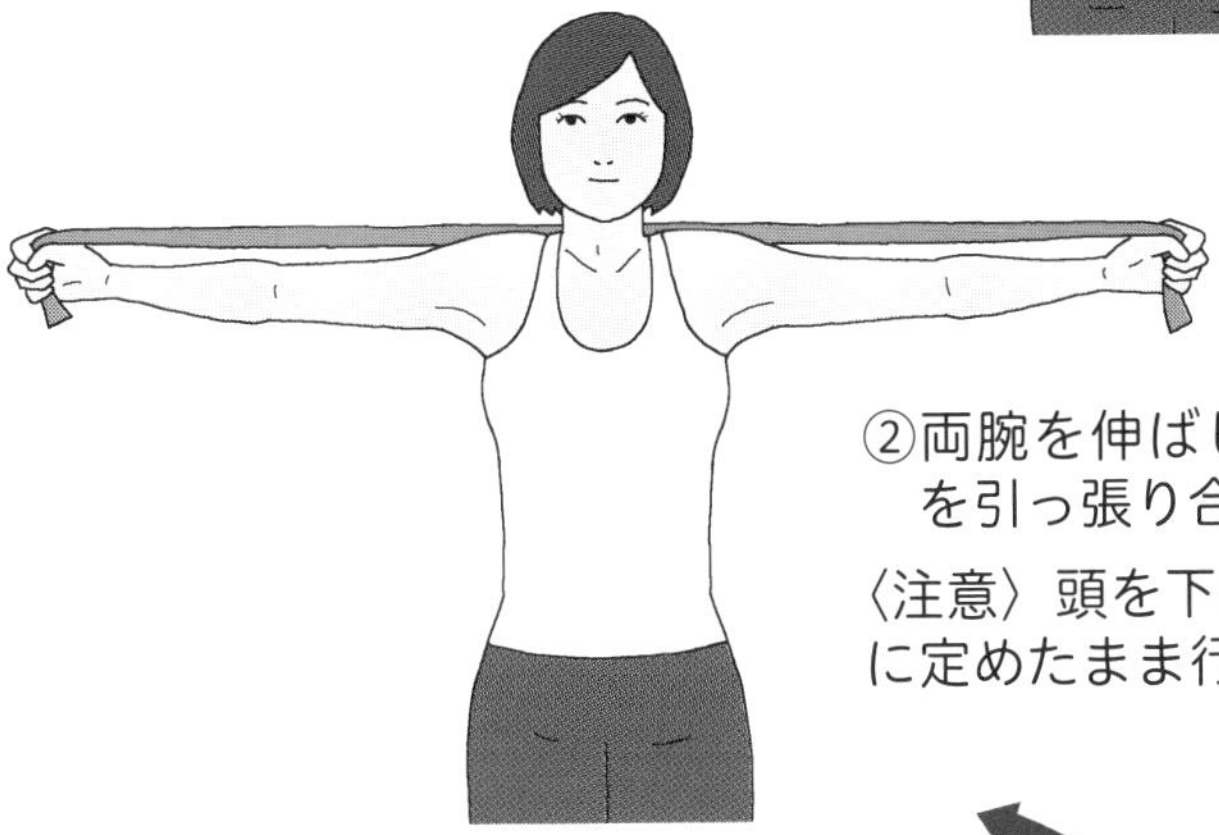

②両腕を伸ばしてゴムバンドを引っ張り合い、10 数える

〈注意〉頭を下げず、視点を前に定めたまま行なう

③両肩の後ろでゴムバンドを持ったまま片方の腕を上げ、両方の腕を伸ばしてゴムバンドを斜めに引っ張り合う。反対側も同様に行なう

首下がり症候群リハビリ・予防運動③

仰向け・寝返り・腹ばい体操

首だけでなく、背中（体幹）につながる筋肉を鍛える3つの体操です。**首下がり症候群になると、この動きがしづらくなるため、判断方法としても使えます。**腕の付け根が硬いと筋肉を傷めてしまうので、最初にストレッチを兼ねて、仰向け体操から行ないましょう。

《手順》

仰向けになり、両手を軽く頭に当て、息を吐きながらゆっくりと肘を上げて二の腕から脇の下の筋肉を伸ばす。息を吸いながら力を抜き、少し休んで再び同じ動作を繰り返す

仰向け体操

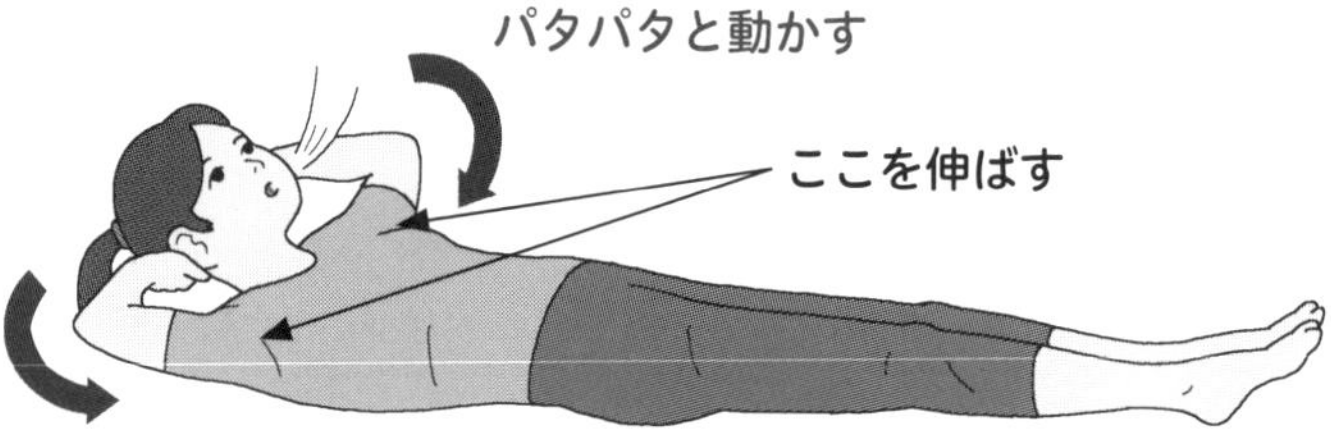

ゆっくりと肘を上げ、腕の付け根を伸ばす

続いて寝返り体操を行ないます。
これはとても大切な体操です。

《手順》
仰向け体操の姿勢から両手を下げて、胸の前で交差させ、ひざと肘を軽く曲げる。背中と腰を使って、寝返りを打つようにして全身を左右に揺らす。このとき、ひざは揃えたままにして、体の動きに合わせて左右に倒す

上半身の動きと下半身の動きがバラバラになると寝返りができなくなり、立ったときも首が不安定となります。
まず左右に揺らすことから始めて、その後、横を向くことにトライしましょう。

寝返り体操

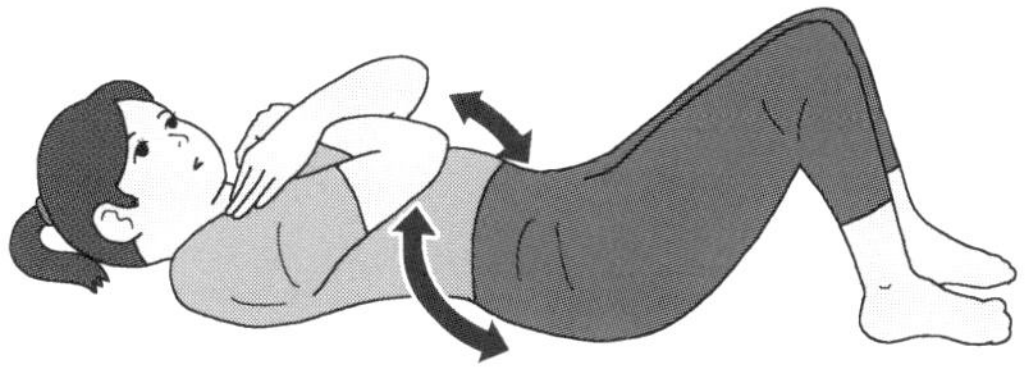
ゴロゴロとゆっくり動かす
ゆっくりと体を揺らす

さらに腹ばい体操も行ないます。自分の首の力で頭を上げられないようだったら、手を使って起こしましょう。

《手順》

① 腹ばいになった状態で肘をつき、ゆっくりと前を見るように首を起こす。10秒間静止したら、元の姿勢に戻る。これを3～5回繰り返す

② 自力で頭を起こせないときは、手を使って起こす。前を向けたらゆっくり手を放し、10秒間前を見る

③ ②の体勢のまま再びあごに手を当て、ひざは床につけて腰を浮かせる。5回程度繰り返す

この体操は腰が悪い人はやめておいたほうがいいのですが、できるようであれば背中から腰にかけての筋力をつけることができます。

腹ばい体操

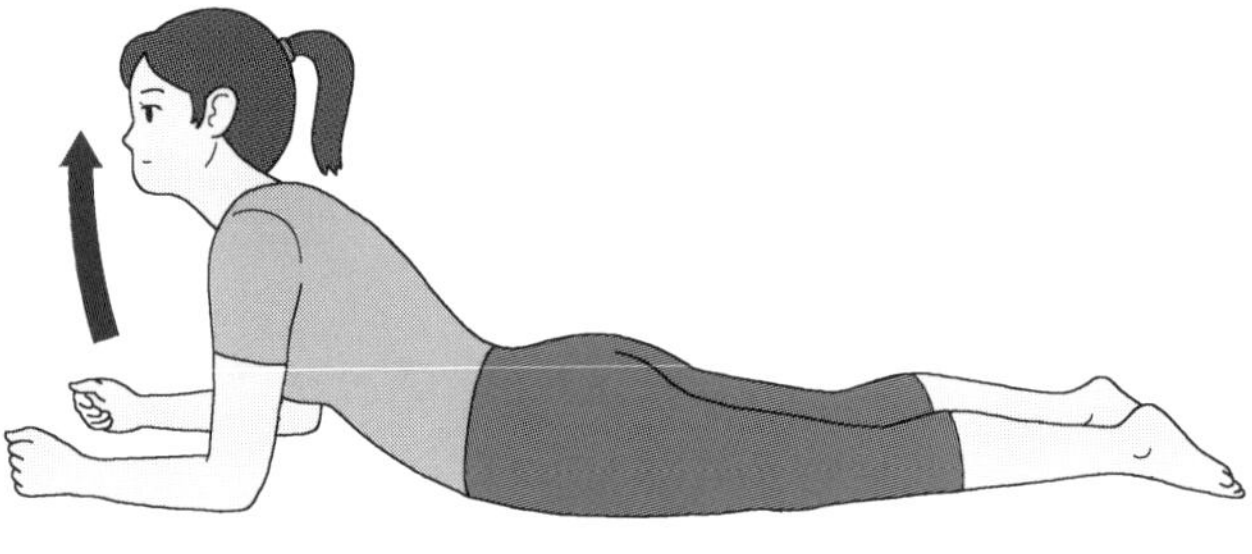

①腹ばいになった状態で肘をつき、ゆっくりと前を見るように首を起こし、呼吸をしながら10秒間静止する。10秒経ったら元の姿勢に戻り、少し休んでから同じ動きを3～5回繰り返す

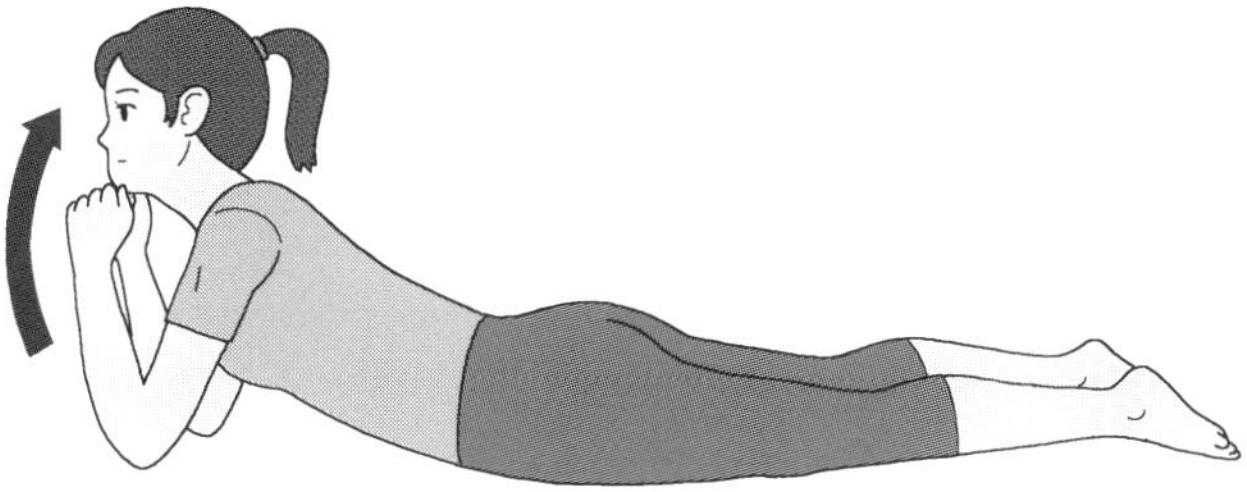

②自力で頭を起こせないときは、手を使って頭を起こす。前を向くことができたらゆっくり手を放し、10 秒間前を見る

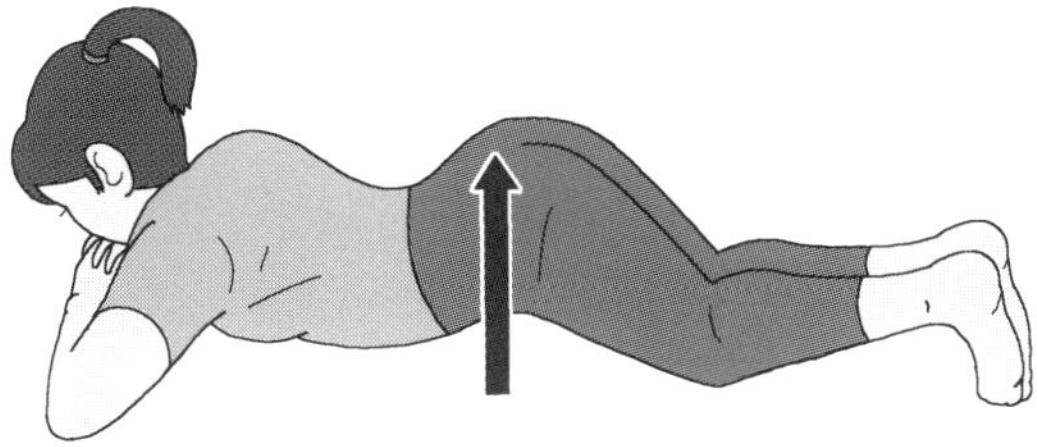

③あごに手を当てたまま、肘とひざは床につけて腰を浮かせる。5 回程度繰り返す

首下がり症候群リハビリ・予防運動④　肩甲骨体操

肩甲骨周囲のすべての筋肉の活動を高めることができます（26〜29ページ参照）。とくに首を支える多くの筋肉がついているために、首下がりに対して効果があります。**肩甲骨体操**は簡単な動きですが、首下がり症候群の原因となるストレートネックや肩こりの解消に絶大な効果があります。

肩こりや首のだるさを感じたときはもちろん、同じ姿勢を長く続けたときはこの体操を行なうようにしてください。**この体操を行なうと肩甲骨がなめらかに動くようになり、可動域も広がり、頭を持ち上げることができるようになります。**視線を前にして頭を持ち上げ、よい姿勢で行なうことが大切です。

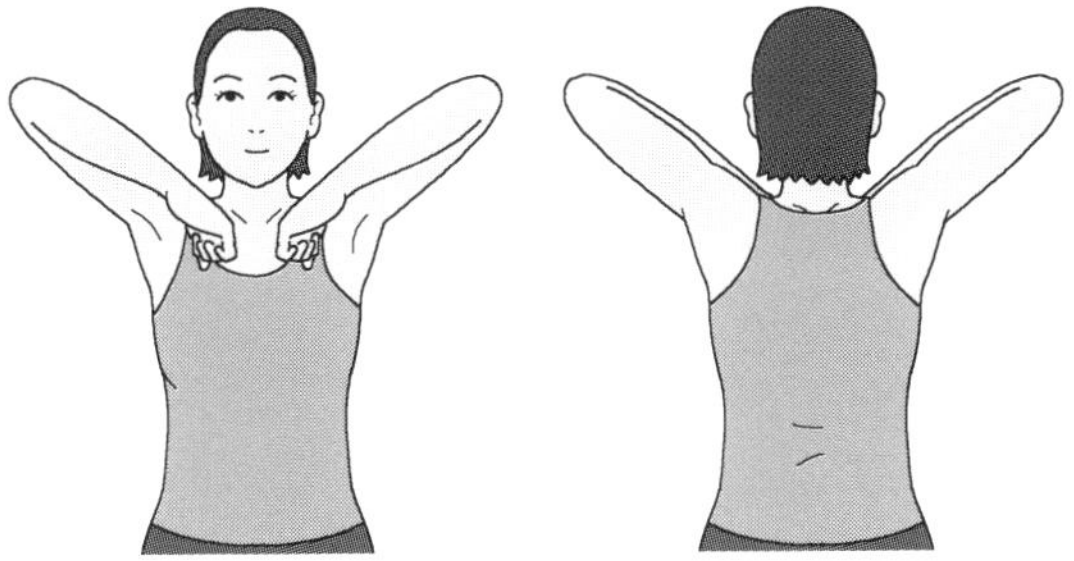

①背すじを伸ばして両手を軽く握って胸の前に置き、両肘を肩より少し上げる

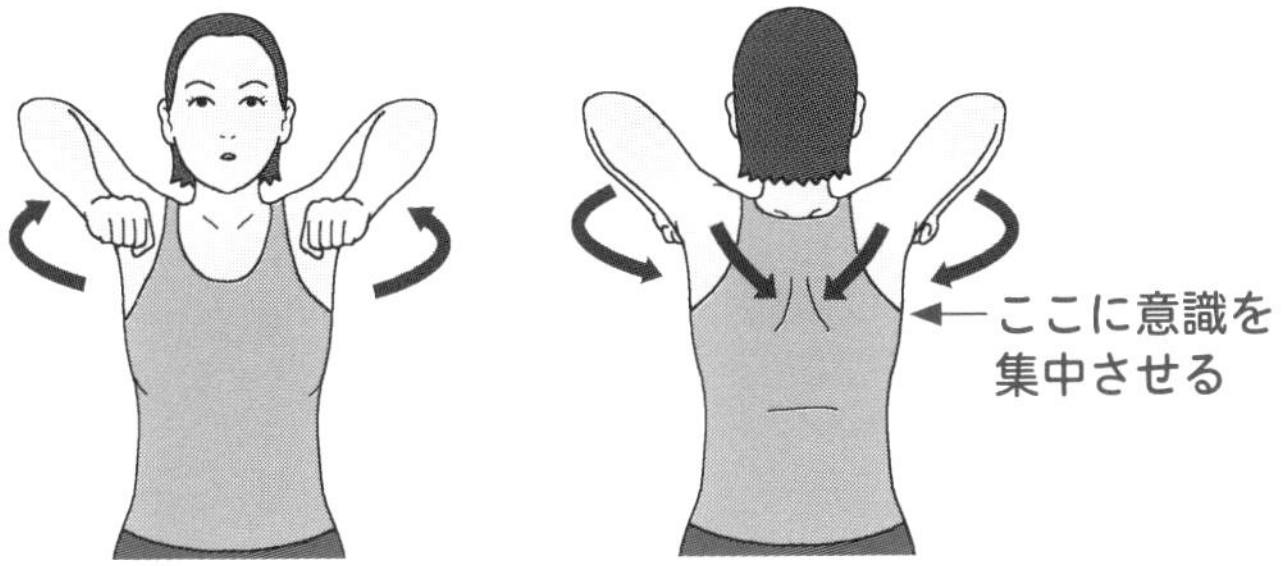

②両肘をゆっくりと後ろに引く。このとき肩甲骨が寄っているのを感じる

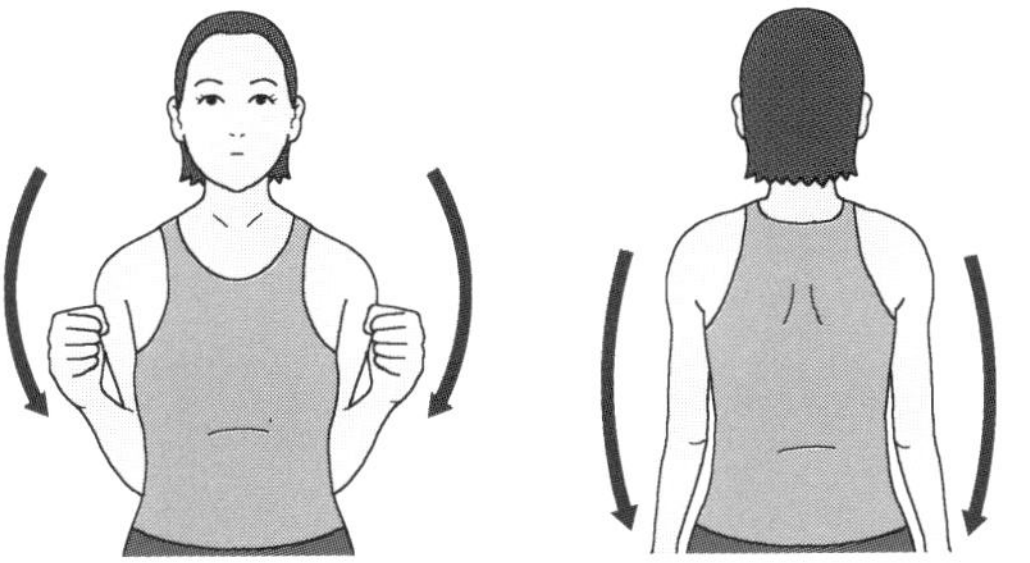

③肩甲骨を寄せたまま肘で円を描くイメージで両肘をゆっくりと下げる

①〜③を3〜5回繰り返す

首下がり症候群リハビリ・予防運動⑤ 首の嚥下体操

首下がり症候群は首の骨を支える筋肉が機能しなくなることで発症します。頭が上げられなくなり、のどの奥にある咽頭が狭くなってしまうことで食べ物や飲み物が飲み込めなくなる、呼吸がしづらくなるなどの障害が出てしまいます。

食べ物や飲み物を飲み込む機能、つまり**「嚥下機能」**が衰えると食べた物が本来入るべき食道ではなく、肺につながる気管に入ってしまいます。これにより起きるのが**誤嚥性肺炎で高齢者の死因のひとつになっており、大変危険**です。そこで行なってほしいのが、この「首の嚥下体操」です。

首の筋肉を鍛えて首下がり症候群のリスクを減らすだけでなく、嚥下機能を鍛えて誤嚥を防ぐ効果もあります。また、スマホの見過ぎやうつむき姿勢によって生じた**ストレートネックを改善する効果**もあるので、同じ姿勢が続いて首に張りを感じたときなどにやってみてください。

3つの運動があるので、やりやすいものから行なうとよいでしょう。

いずれの運動も、食事前や空き時間などに行なってください。

1 おでこ押し戻し運動

① おでこに手のひらの付け根を当てる

② ゆっくりと呼吸しながら、おへそを覗き込むようにして頭を前に倒すと同時に、手のひらでおでこを押し返して互いに力を入れて押し合い、5秒間キープする。力を入れて抜く動作を10回繰り返すのを1セットとし、1日3セット以上行なう

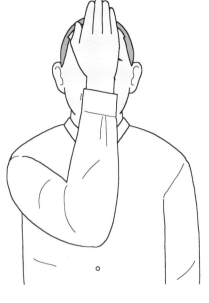

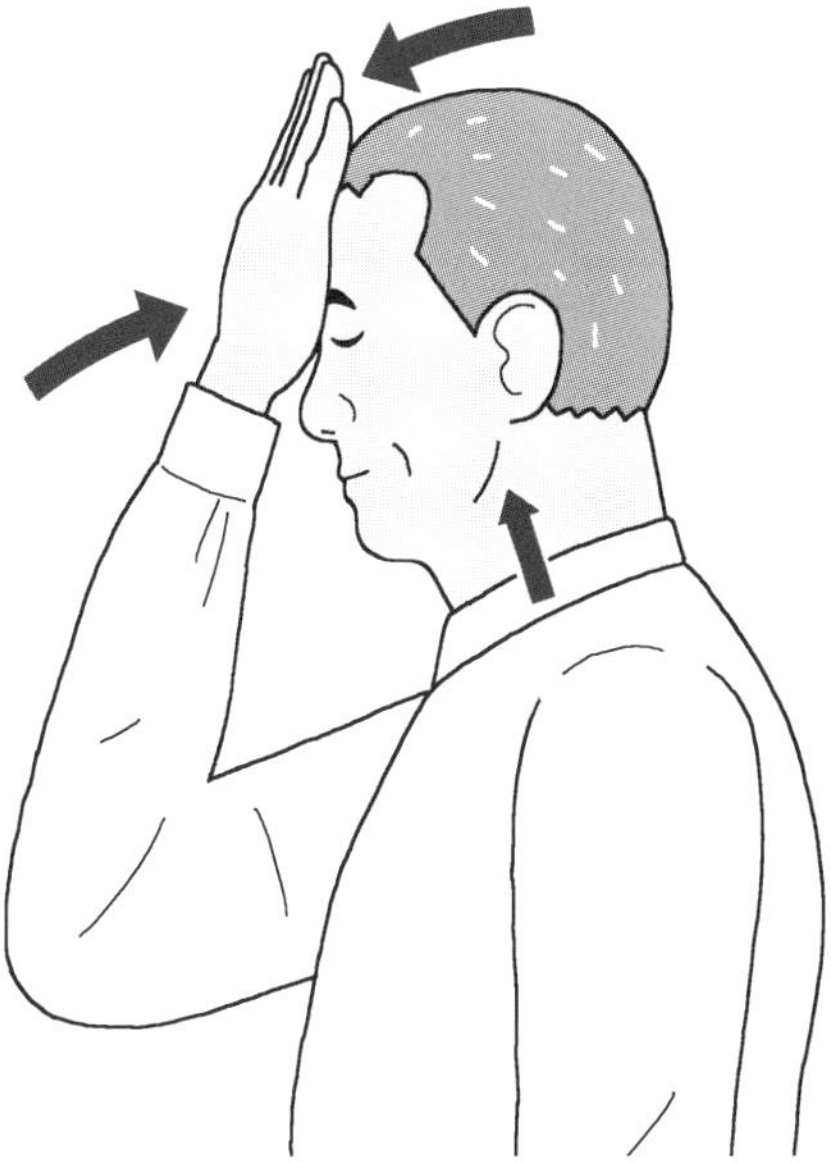

右手と左手で交互に行なう

2　あご持ち上げ運動

①　あごを引いて下向きになり、両手を軽く握ってあごに当てる

②　ゆっくりと呼吸して、のどに力が入るのを意識しながらおへそを覗き込むようにあごを引き、同時にこぶしであごを持ち上げるように力を入れて押し合い5秒間キープする。力を入れて抜く動作を10回繰り返すのを1セットとして、1日3セット以上行なう

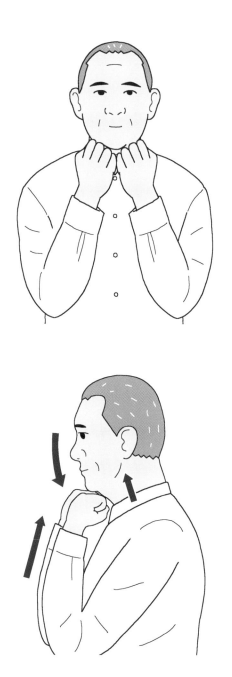

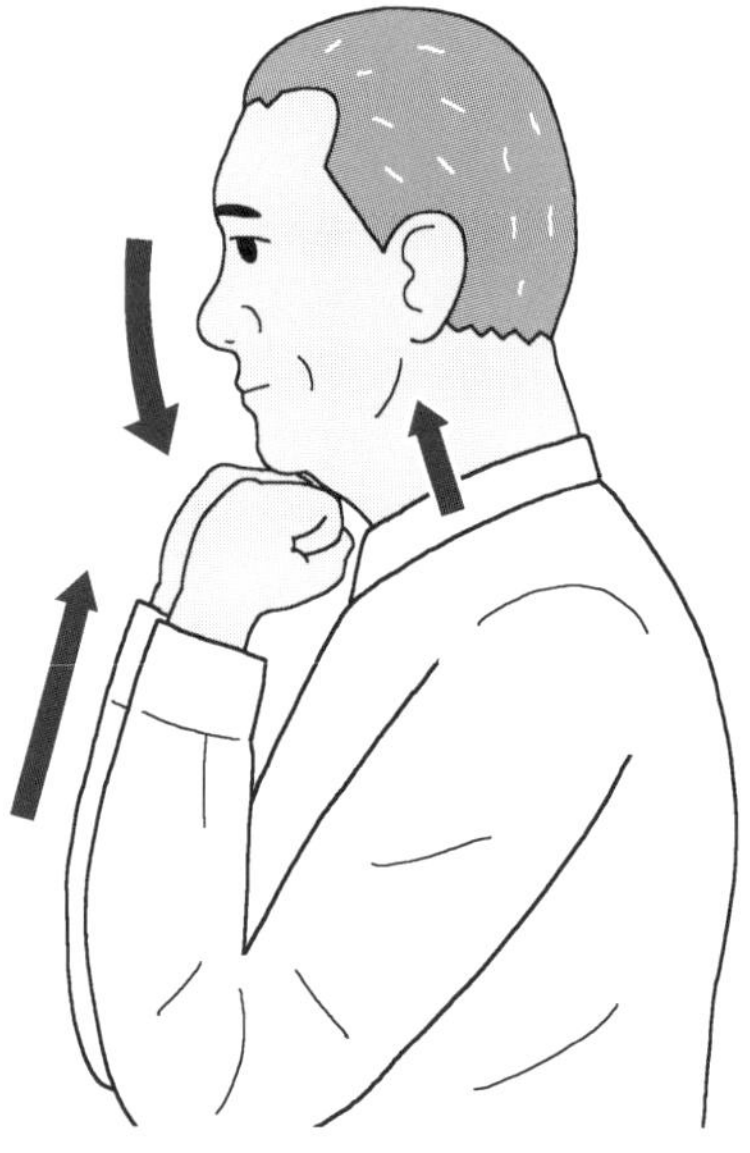

3 ごっくん飲み込み運動

① のどぼとけの位置に軽く指を当てる。

② 「ごっくん」と唾を飲み込み、のどぼとけが動くのを確認する。ごっくんの「く」で息を止め、のどぼとけが上がった状態のまま5～10秒間静止する。このとき、うまく唾が飲み込めなかったら少量の水を口に含んでから行なってもよい

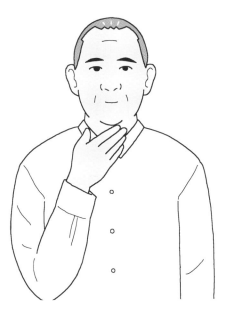

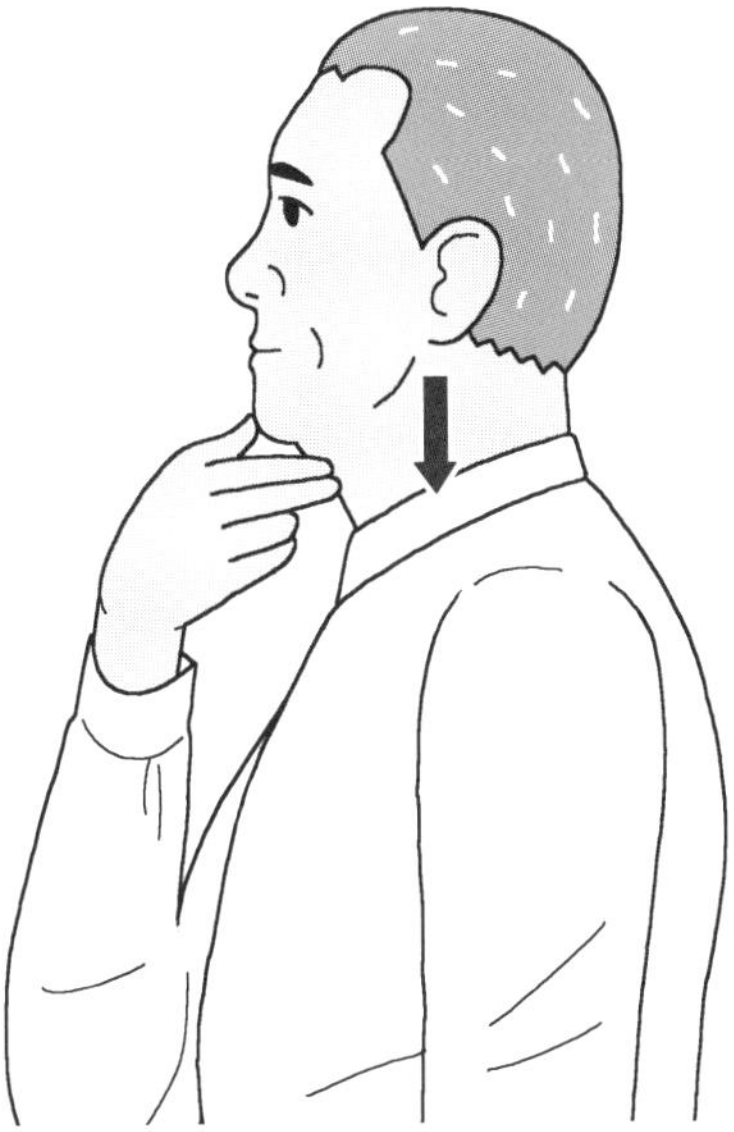

体験談4

脳こうそくが引き金に？　ある日首下がりに

若い頃は自らが興した会社の経営者として辣腕をふるっていたDさん（87歳）ですが、年齢を感じるようになったことがきっかけで経営権を息子に譲り、会長として後進の相談に乗るなどして悠々自適の日々を送っていました。

ところがそんな毎日が変わったのが85歳の頃。Dさんは突然脳こうそくになってしまったのです。幸い重篤な状態に陥ることはなかったものの、体の左側に軽い麻痺が残ってしまい、リハビリ治療を続けていました。

そんなあるとき、家族から「お父さん、首が傾いていない？」と指摘されたのです。Dさん本人は気づいていませんでしたが、首が左に傾き、さらに少し前に倒れたような形になっていました。しかし、そのときすでに脳こうそくによって体の左側に麻痺がある状態なので、これも後遺症のひとつだろうと、あまり大げさには捉えなかったと言います。

すでにリハビリに通っていたため、首もあわせて診てもらおうと、当時はDさんも家族も楽観的でした。

ところが、それから完全に首が上がらなくなるまで、時間はかかりませんでした。しかも、ただ首が上がらないだけでなく、Dさんの場合は首の後ろに痛みもあったのです。首は自力で上げることもできず、常に下を向いたまま。食べ物や飲み物を飲み込むことも困難という嚥下障害も起きていました。

これはただごとではないと、家族は脳こうそくを診てもらっている医師に紹介してもらい、首下がり症候群の治療ができる病院へとDさんを連れて行きました。

そこでの検査の結果、Dさんの首下がり症候群はグレード4。立った状態で天井を見上げることができません。このまま放置していたら、外科手術を受けなければ治らないという段階の一歩手前という、かなりの重症でした。

Dさんの治療は病院でのリハビリと家でのリハビリの二本柱。さらに、食事もできず呼吸も苦しいという状態なので頸椎カラーを装着しました。

Dさんにとって頸椎カラーで強引に首を上げられることには苦痛もありました。しかし、「よくなるためには」と頑張って装着を続けたと言います。さらに、病院でのリハビリだけではなく、家でのリハビリ体操も毎日行なうようにしていたそうです。

その甲斐あって、Dさんの状態は少しずつよくなっていきました。

最初は立ったまま天井を見ることさえできなかったのが、リハビリを始めてから2カ月もするうちに、少し反り気味になりつつも、立って天井を見ることができるようになりました。確実によくなっていると実感できたことで、Dさんはますますリハビリに力を入れるようになりました。

すると、いままでは家族に手を引いてもらわなければ歩くこともままならなかったのが、次第に自力で歩けるようになり、地面しか見ることができなかった視線も少しずつ上がり、ひとりで行動できるようになっていきました。頚椎カラーもいつしか不要になっていました。

腹ばい姿勢で前を向けるようになる頃には、食事をきちんととれるようになったため、痩せてしまった体重も徐々に回復していきました。

そして何より家族を安心させたのは、表情が戻ってきたことでした。脳こうそくになった頃から、以前のような精力的な雰囲気はなくなってしまいましたが、それでも感情表現はありました。ところが首下がり症候群になって以来、表情が乏しくなってしまい、いつも苦しそうに見えていたのだそうです。

首が下がったことで前を向くこと、物を食べたり飲んだりすることなど、当たり前のことができなくなったため、気持ちが落ち込んでしまう患者さんはたくさんいます。

しかし、リハビリを続けるうち、確実に効果が出ている、少しずつでもよくなっているということを実感し、前を向いて歩くことができる、食事ができるといった当たり前の日常を取り戻すことで、体だけではなく気持ちも復活していくことは、よくあることなのです。Dさんは、まさにそのひとりでした。

こうして治療が始まってから半年くらいで、四つん這いの姿勢で前を見ることができるようになったDさん。これからも自分の目でまわりを見て、自分の足で歩けるように、完治してからもリハビリを続けると宣言してくれました。

いつまでも元気で日々を過ごすために、ぜひとも実践していただきたいと思います。

おわりに

「首下がり症候群」は、長時間頭を下げた姿勢や前かがみの姿勢、猫背を続けることが引き金となり、発症することがよくあります。家族の介護や荷造り、編み物、掃除、スマホ操作など、日常の当たり前の作業が原因になってしまうのです。

いままで難なくやれていたことでも、加齢や病気、ケガ、足腰が不安定になること、疲労などによって首を支える筋肉、すなわち体の軸を支えるコアマッスルと呼ばれる筋肉の力が弱くなることで無理が効かなくなる状態で発生します。

私は整形外科医として、多くの患者さんと接する中で「首下がり症候群」に悩まされて来院し、改善した方を数多く見てきました。そうした経験から、下を向いたままの作業を長時間続けないことの大切さや、姿勢をよくして睡眠をきちんととることの大切さを痛感しています。

70代以降のシニア世代はとくに首下がり症候群のリスクが高いうえ、体力の低下、栄養不足などが起こりやすく、さらに運動不足により、筋力が低下してしまう年代でもあります。

今後も元気に暮らしていくため、日常生活の中で「姿勢」を意識し続けてほしいと願っています。

現代は平均寿命が延び、シニアと呼ばれてからの人生が長くなっています。首に負担がかかるような作業を続けていないか、悪い姿勢のまま過ごしていないかなど、日々の動作をチェックして健康的な生活を心がけることがとても大事です。

「首下がり症候群」は早めの発見、早めの治療が大切です。

重要なのは「首下がり症候群」にならないことです。そのためにも生活習慣を見直してください。

本書が「首下がり症候群」の理解と、よくなるための道しるべとなれば幸いです。

最後に、御指導をいただいている東京医科大学整形外科学分野の山本謙吾教授、リハビリの部分で助言をいただいた東京医科大学病院リハビリテーションセンターの佐野裕基先生、本書の編集に携わっていただいた株式会社ワニ・プラスの佐藤寿彦様に感謝いたします。

２０２３年5月

遠藤健司

13. Igawa, T., Ishii, K., Urata, R., Suzuki, A., Ui, H., Ideura, K., ... & Funao, H. (2022). Association between the Horizontal Gaze Ability and Physical Characteristics of Patients with Dropped Head Syndrome. Medicina, 58(4), 465.
14. Suzuki, A., Ishii, K., Igawa, T., Isogai, N., Ui, H., Urata, R., ... & Funao, H. (2021). Effect of the short and intensive rehabilitation (SHAiR) program on dynamic alignment in patients with dropped head syndrome during level walking. Journal of Clinical Neuroscience, 91, 93-98.
15. Mizutani, J., Strom, R., Abumi, K., Endo, K., Ishii, K., Yagi, M., ... & Ames, C. (2019). How cervical reconstruction surgery affects global spinal alignment. Neurosurgery, 84(4), 898-907.
16. Johnson GM, Zhang M Jones DG. The fine connective tissue architecture of the human ligamentum nuchae. Spine (Phila Pa 1976). 2000 Jan;, 25(1), 5-9.
17. Hermann KG, Althoff CE, Schneider U, Zuhlsdorf S, Lembcke A, Hamm B, Bollow M. Spinal changes in patients with spondyloarthritis: comparison of MR imaging and radiographic appearances. Radiographics 2005 May-Jun;25(3), 559-69;discussion 569-70.
18. Suarez GA, Kelly JJ. The dropped head syndrome. Neurology. 1992 Aug;42(8):1625-7
19. Petheram TG, Hourigan PG, Emran IM, Weatherley CR. Dropped head syndrome: a case series and literature review. Spine (Phila Pa 1976). 2008 Jan 1;33(1):47-51.
20. Hashimoto K, Miyamoto H, Ikeda T, Akagi M Radiologic features of dropped head syndrome in the overall sagittal alignment of the spine. Eur Spine J 2018 Feb;27(2):467-474.
21. Murata K, Kenji E, Suzuki H, Takamatsu T, Nishimura H, Matsuoka Y, Sawaji Y, Tanaka H, Yamamoto K. Spinal Sagittal Alignment in Patients with Dropped Head Syndrome. Spine (Phila Pa 1976). 2018 Nov 1;43(21): E1267-E1273.
22. Murata, K., Endo, K., Aihara, T., Suzuki, H., Matsuoka, Y., Nishimura, H., ... & Yamamoto, K. (2020). Relationship between cervical and global sagittal balance in patients with dropped head syndrome. European Spine Journal, 29, 413-419.
23. Eguchi Y, Toyoguchi T, Koda M, Suzuki M, Yamanaka H, Tamai H, Kobayashi T, Orita S. Yamauchi K, Suzuki M. The influence of sarcopenia in dropped head syndrome in older women. Scoliosis Spinal Disord. 2017 Feb 22; 12:5.
24. Miyamoto, H., Ikeda, T., Aoyama, S., Toriumi, K., & Akagi, M. (2023). Dropped head syndrome: a treatment strategy and surgical intervention. European Spine Journal, 1-7.
25. Nishimura, H., Endo, K., Sawaji, Y., Suzuki, H., Aihara, T., Murata, K., ... & Yamamoto, K. (2022). Global Sagittal Spinal Compensation for Dropped Head Alignment. Spine, 10-1097

《参考文献》

1. 佐野裕基, 遠藤健司, 土田奨, 六本木さくら, 荒井芙美, 高橋亮吾, ... & 山本謙吾. (2022). 首下がり症状を呈した変形性頸椎症症例に対する脊柱アライメントの改善を指向した理学療法介入の効果検討. 理学療法学, 49(2), 145-154.
2. 石井賢, 船尾陽生, 石原慎一, 磯貝宜広, 櫻井公典, 中村聡, ... & 石川雅之. (2017). 特集 脊椎・脊髄疾患と筋萎縮 首下がり症候群の病態と治療. 脊椎脊髄ジャーナル, 30(5), 569-572.
3. 遠藤健司, 村田寿馬, 鈴木秀和, 西村浩輔, 田中英俊, & 山本謙吾. (2015). 特集 首下がり症候群の病態と治療 首下がり症候群の病態と分類. 脊椎脊髄ジャーナル, 28(11), 936-941.
4. 工藤理史, 豊根知明, 松岡彰, 丸山博史, 山村亮, 江守永, ... & 稲垣克記. (2019). 首下がり症の病態と手術戦略. 昭和学士会雑誌, 79(3), 296-303.
5. Sharan AD, Kaye D, Malveaux WMC, Riew KD. Dropped Head Syndrome: Etiology and Management. J Am Acad Orthop Surg. 2012 Dec;20(12):766-74.
6. Brodell JD., Sulovari A., Bernstein, DN., Mongiovi PC., Ciafaloni E., Rubery PT, Mesfin A. Dropped head syndrome: an update on etiology and surgical management. JBJS Rev.2020 Jan; 8(1), e0068.
7. Katz J, Wolfe G, Burns D, Bryan W, Fleckenstein J, Barohn R. Isolated neck extensor myopathy A common cause of dropped head syndrome. Neurology. 1996 Apr;46(4):917-21.
8. Endo, K., Kudo, Y., Suzuki, H., Aihara, T., Matsuoka, Y., Murata, K., Takamatsu T., Sawaji Y., Nishimura H., Matsuoka A., Ishikawa K., Maruyama H., Fukutake K., Wada A., Takahashi H., Toyone T. Yamamoto K. Overview of dropped head syndrome (Combined survey report of three facilities). J Ortop Sci Nov; 24(6), 1033-1036.
9. Endo K, Matsubayashi J, Sawaji Y, Murata K, Konishi T, Nagao T, Yamamoto K. Histopathological characteristics of cervical extensor tissue in patients with dropped head syndrome Eur J Med Res.2021 Nov 26; 26(1): 135.
10. Endo K, Sawaji Y, Aihara T, Suzuki H., Murata K, Matsuoka Y, Nishimura H, Konishi T.Yamamoto K. Eight cases of sudden-onset dropped head syndrome: patient series. J Neurosurg Case Lessons 2021 Nov 29; 2(22): CASE21177.
11. Kudo Y, Toyone T, Endo K, Matsuoka Y, Okano I, Ishikawa K, Matsuoka A, Maruyama H, Yamamura R, Emori H, Tani S, Shirahata T, Hayakawa C, Hoshino Y, Ozawa T, Suzuki H, Aihara T, Murata K, Takamatsu T, Inagaki K. Impact of Spinopelvic sagittal alignment on the surgical outcomes of dropped head syndrome: a multi-center study. BMC Musculoskelet Disord 2020 Jun 15; 21(1), 382.
12. Kudo, Y., Toyone, T., Okano, I., Ishikawa, K., Tani, S., Matsuoka, A., ... & Inagaki, K. (2021). Radiological features of cervical spine in dropped head syndrome: a matched case–control study. European Spine Journal, 30, 3600-3606.

著者プロフィール

遠藤健司（えんどう けんじ）

東京医科大学准教授。1988年東京医科大学卒業。1992年米国ロックフェラー大学ポスドクとして留学（神経生理学を専攻）。1995年東京医科大学茨城医療センター整形外科医長、2007年東京医科大学整形外科講師、2019年准教授。厚生労働省特定疾患対策研究事業OPLL研究班、自賠責保険顧問医、日本腰痛学会評議員なども務める。腰部脊柱管狭窄症、頸椎後縦靭帯骨化症、脊椎内視鏡手術、脊椎腫瘍、首下がり、骨粗鬆症、脊髄神経生理、椎間板、筋線維、ファシアの研究に取り組む。『完全版　自律神経が整う　肩甲骨はがし』（幻冬舎）、『1分で美姿勢になる ファシア・ストレッチ』（青春出版社）、『肩・首・腰・頭 デスクワーカーの痛み全部とれる 医師が教える最強メソッド』（かんき出版）ほか著書多数。

協力者プロフィール

佐野裕基（さの ひろき）

理学療法士/運動器認定理学療法士。1992年生まれ。2015年専門学校中央医療健康大学校卒業。2015年フジ虎の門整形外科病院を経て、2019年に東京医科大学病院へ入職。主な首下がり症に関する論文に「首下がり症状を呈した変形性頸椎症症例に対する脊柱アライメントの改善を指向した理学療法介入の効果検討」（佐野裕基, 遠藤健司他：理学療法学, 2022年）、「腹臥位前方注視テストが有用であった首下がり症候群の4例」（佐野裕基, 遠藤健司他：運動器リハビリテーション[J. Musculoskeletal Medicine], 2023年）がある。

急増する「首下がり症」どう防ぐ、どう治す

首が重く感じる、上を向きづらい、歩くとふらつく人は要注意

2023年6月10日　初版発行

著　者　遠藤健司

発行者　佐藤俊彦

発行所　株式会社ワニ・プラス
〒150-8482
東京都渋谷区恵比寿4-4-9　えびす大黒ビル7F

発売元　株式会社ワニブックス
〒150-8482
東京都渋谷区恵比寿4-4-9　えびす大黒ビル

ワニブックスHP　https://www.wani.co.jp
（お問い合わせはメールで受け付けております。
HPから「お問い合わせ」へお進みください）
※内容によりましてはお答えできない場合がございます。

ブックデザイン　柏原宗績
イラストレーション　はやし・ひろ
DTP　小田光美
編集協力　堀田康子

印刷・製本所　シナノ書籍印刷株式会社

ISBN 978-4-8470-7315-1